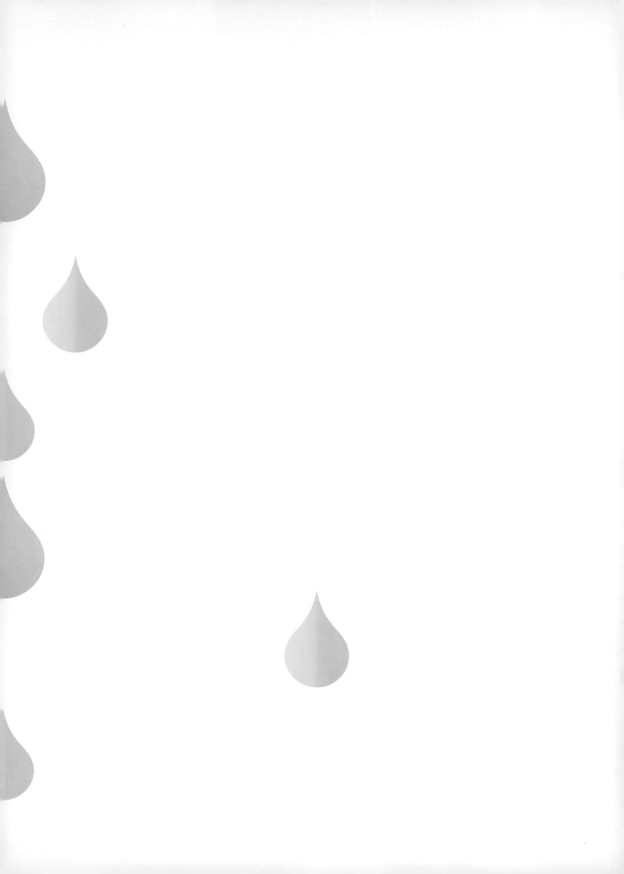

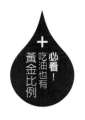

必看！
吃油也有
黃金比例

原來你誤會油了

打造健康基礎
**應該吃對油**
·
而非少吃油

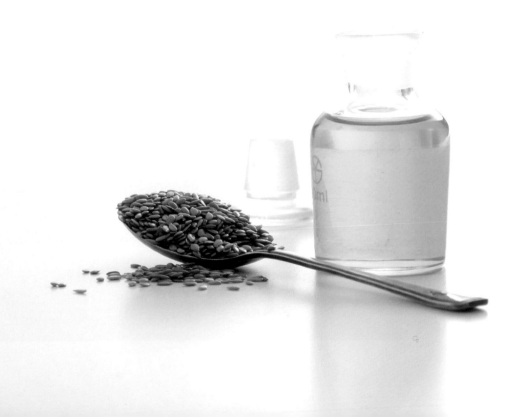

去年（2014）3月，在大陸工作八年多的大兒子抽空回台灣體檢，發現腎上腺長出1.5公分左右的腫瘤，後續切片檢查，所幸虛驚一場，只是良性囊腫，但奇怪的是從此酒量大減，喝一瓶啤酒就吐得一蹋糊塗，顯然狀況並不單純。到了六月，剛於前年從我公司離職的邱姓員工驚傳得了2.5期大腸癌，兩位年輕人正好都是民國66年次，都正值年輕，大兒子不煙不酒，邱姓員工也只是偶爾抽點煙，生活都算正常，我判斷唯一相同的是兩人都是長年的外食族，一個是上海的外食族，一個是臺北的外食族。

去年9月初，台灣爆發強冠公司的餿水油事件，緊接著10月又爆發正義油廠地溝油事件，與此同時，陸續傳出歌星余天女兒罹患大腸癌，前國民黨掌櫃劉泰英年僅17歲的外孫中風事件，大家紛紛把箭頭指向無所不在的黑心油，而根據近年來國內不斷向上竄昇的大腸癌罹患率和死亡率，以及年齡層不斷下降的中風族群，似乎應證這種指摘並非無的放矢。

在台灣想要買好油、吃好油並不是一件容易的事，為了商業競爭，每一種油都標榜富含Ω-3，一瓶特級初榨橄欖油200元就可以買到，一大桶沙拉油一佰元有找，買回來的油擺一年也不會壞，標榜清清如水就是好油，很多市售油其實隱藏著重大的危機。

筆者任職華視新聞雜誌期間，曾多次專題報導米糠油事件、農藥殘留、餿油事件...等食安和油安問題，2013年11月大統油事件發生後，決心深入探討油品議題，一年多時間裡，蒐羅國內外碩博士論文、學術期刊、專業著述一百多種，經由不斷的鑽研、探索、比對，整理出這一本三萬多字的著作，期望以深入簡出的方式，提供大家最實用的食用油指南。

為了讓讀者能夠具體簡單操作，內人尤妙雪把自己幾十年來的廚房功夫整理成50道食譜，都是簡單易學的家常料理，但每一道都和健康用油密切關聯，所使用的油料、醬料、佐料幾乎全部採用DIY自製，保證每一道都可以讓家人吃得營養、健康又安心。

PART
**1**

油對人體的重要性

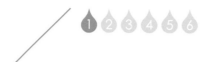

　　食用油是飽受誤會的重要營養成分。雖然被列為人體五大營養成分之一，但很多人卻把脂肪和肥胖、心血管疾病畫上等號，因此「少油、少鹽、少味精」已經變成一句烹調的經典警語，大家都把脂肪做為人體重要營養素之一的重要角色徹底遺忘了。

　　事實上，鹽可以少，味精可以不用，但脂肪必須講求適量，不可以偏廢，因為油不只產生熱量，油中還含有人體必需的營養成分；比如亞油酸、蛋白質、醣類、脂肪醇、卵磷脂、多種維生素、礦物質、微量元素…等。

　　一個健康成人體重的14%~19%為脂肪組織，它是人體細胞膜的重要成分，可以保護身體的所有臟器。皮下脂肪組織能維持體溫恒定，脂類還是構成大腦和神經系統的主要成分，並和人類的生育能力有重要關係，一些脂溶性維生素A、D、E、K的吸收利用也離不開脂肪，人體缺少這些物質將會產生多種疾病，並可能產生營養不良、體力不佳、體重減輕、皮膚粗糙、形容枯槁，甚至喪失勞動能力的狀況。所以我們要選好油，吃好油，而不是因噎廢食，完全不吃油。

# 食用油有多少種

依來源分，食用油有動物油、植物油和人造油三大類；動物油可以分為陸地動物油和海洋動物油，植物油可以分為草本植物油和木本植物油。

## 動物油

陸地動物油：豬油、牛油、羊油、雞油、鴨油…等。

海洋動物油：鯨油、海豹油、深海魚油…等。

動物油主要含飽和脂肪酸，根據大量的流行病學研究和動物實驗證實，過度食用動物油會使膽固醇增加，導致心血管疾病，影響腦部發育，也容易引發癌症，比如大腸癌，台灣30年來發展最快的三種癌症之一就是大腸癌，原因與國民肉食增加和動物油攝取量增加有密切關係，男性的攝護腺癌也與動物油的過度攝取有關。

此外，過多攝取動物脂肪也會導致肥胖，因肥胖而導致胰島素提高，並衍生糖尿病。動物油脂也會使體內自由基增加，過多的自由基在體內流竄，竄到動脈就導致動脈硬化，竄到皮膚使皮膚衰老，還會影響基因的健全。因此動物油的攝取量要控制在油脂攝取總量的10%以內，這10%從平常的肉食中就已足夠，因此不需要再從烹調油中額外攝取。

### 並非所有動物油都是飽和脂肪酸

動物油並非全部都是飽和脂肪酸，比如雞、鴨、鵝等禽類的不飽和脂肪酸高於飽和脂肪酸；深海魚類和海中哺乳動物，比如海豹油，含有豐富的DHA和EPA，對人體心血管有很好的保養作用。在畜類動物油中，豬油比羊油和牛油好，因為它所含的不飽和脂肪酸其實只比飽和脂肪酸少一些而已。

## 植物油

草本植物油：大豆油、花生油、菜籽油、芝麻油、葵花籽油、棉籽油、小麻油、胡麻油…等。

木本植物油：苦茶油、棕櫚油、核桃油、椰子油、橄欖油…等。

植物油主要含不飽和脂肪酸，但有些植物油其實也含飽和脂肪酸，健全的飲食應該把四種脂肪酸做適當的配比食用，不要偏廢，也不要偏多，關於脂肪酸的正確食用配比，在後面的篇幅中會有詳細介紹。

全世界使用量最多的植物油是菜籽油、棕櫚油和大豆油，但並不是使用量最多的油就是最好的油，各種植物油都有其獨特的脂肪酸屬性和營養價值，根據個人的體質，選擇健康、安全的油，做適當的調配和適量的食用，才是正確的用油之道。

# 食用油的脂肪酸屬性

食用油的主要成分是脂肪酸，又分為飽和脂肪酸和不飽和脂肪酸，不飽和脂肪酸又分為單元不飽和脂肪酸和多元不飽和脂肪酸。每一種油所含的脂肪酸種類和比例都不同，動物油大多含比較多的飽和脂肪酸，植物油大部分含比較多的不飽和脂肪酸。

## 認識飽和脂肪酸

一般動物（魚類除外）的脂肪中都含有較多的飽和脂肪酸，飽和脂肪酸在室溫下處於固態或半固態，稱為飽和油脂。飽和脂肪酸可在體內形成人體所需的脂肪和能量，但攝入過量的飽和脂肪酸會增加血粘度，使血脂和

血膽固醇升高，動脈硬化。很多權威醫學衛生機構都建議少食用飽和脂肪酸，但人們還是很容易攝取過多飽和脂肪酸，原因有二：

1. 食物中原本就含有油脂，比如肉、蛋、全脂奶等食物裡面就含有很多飽和脂肪酸，如果烹調時又使用飽和脂肪酸比較多的動物油脂，就會造成飽和脂肪酸吸收過量。

2. 一般人都誤以為所有的植物油都是不飽和脂肪酸，事實上椰子油和棕櫚油都屬於飽和脂肪酸，尤其棕櫚油因為價格便宜，廠商常在植物油中混加棕櫚油，導致我們無意間吃進太多的飽和脂肪酸。然而這兩種熱帶植物油雖然含有大量飽和脂肪酸，但對心血管的影響並不像一般動物性的飽和脂肪酸。

好消息是，禽類的油脂也以不飽和脂肪酸為主，所以常吃雞肉、鴨肉、鵝肉等禽類，比較不擔心吸收太多飽和脂肪酸。而喜歡吃魚，不喜歡吃肉的人更不必擔心飽和脂肪酸的問題，因為魚肉裡面的飽和脂肪酸更少，反而富含對健康有益的Ω-3多元不飽和脂肪酸。

## 認識不飽和脂肪酸

不飽和脂肪酸是人體不可缺少的物質，如果體內缺乏它，就會出現皮膚粗糙，頭髮乾脆易落的現象；反之若供應充足，人體皮膚就會光滑潤澤，頭髮烏亮，容顏煥發美麗；因此不飽和脂肪酸也被稱為「美容酸」。又分為單元不飽和脂肪酸和多元不飽和脂肪酸。

### 單元不飽和脂肪酸（Ω-9油酸）

單元不飽和脂肪酸屬於不必需脂肪酸，可以在體內合成，例如Ω-9系列脂肪酸。最代表性的單元不飽和脂肪酸是油酸，油酸也是橄欖油最主要的成分，橄欖油因為含有高比例的油酸（82%）而成為公認最好的食用油，苦茶油含有的油酸比例和橄欖油差不多，因此也被稱為東方橄欖油；此外，杏仁油（68%）、菜籽油（55%）、花生油（41%）、黑芝麻油

（38%）的Ω-9油酸含量比例也很高。

單元不飽和脂肪有助於降低低密度脂蛋白（LDL）所攜帶的膽固醇（常被俗稱為「壞膽固醇」），並可以提高高密度脂蛋白（HDL）所攜帶的膽固醇（常被俗稱為「好膽固醇」），因而能減低罹患心血管疾病的風險。許多研究也證實，單元不飽和脂肪酸可以提高機體的運動能力和能量恢復，降低憤怒和煩躁狀態的發生。地中海沿岸居民雖然食用更多油脂，但因為大部分油脂都是橄欖油的單元不飽和脂肪酸，因此罹患冠心病的比例遠低於食油量較少、但主要偏向肉類飽和脂肪酸的北歐國家居民。

## 多元不飽和脂肪酸

多元不飽和脂肪酸可分為Ω-3和Ω-6多元不飽和脂肪酸。

・Ω-3多元不飽和脂肪酸（α-亞麻酸）

Ω-3和維生素、礦物質一樣都是人體的必需品，吸收不足容易導致心臟和大腦等重要器官障礙。Ω-3不飽和脂肪酸中含有對人體最重要的兩種成分—DHA和EPA。EPA具有清理血管垃圾膽固醇和甘油三酯的功能，俗稱「血管清道夫」；DHA具有軟化血管、健腦益智、改善視力的功效，俗稱「腦黃金」。世界衛生組織強烈推薦Ω-3是一種降血壓、降血脂、降血糖，預防冠心病和腦中風的重要多不飽和脂肪酸；Ω-3也是大多數國家添加在嬰幼兒配方奶粉裏的必需脂肪酸。

主要功效：

1. 保持細胞膜的相對流動性，以保證細胞的正常生理功能。
2. 使膽固醇酯化，降低血中膽固醇和甘油三酯。
3. 降低血液粘稠度，改善血液微循環。
4. 提高腦細胞的活性，增強記憶力和思維能力。

富含Ω-3多元不飽和脂肪酸的油類有紫蘇油、亞麻籽油、奇亞籽油和深海魚油。菜籽油和核桃油也含有14%的Ω-3多元不飽和脂肪酸。α-亞麻酸是全世界公認的21世紀的健康食品，世界衛生組織和聯合國糧農組織鑒於α-亞麻酸的重要性和人類普遍攝入不足的狀況，建議專項補充α-亞麻酸。

## /Ω-3的重要性/

一項以6,000名美國中年男性為對象的研究顯示：每天吃28克鯖魚或84克鱸魚的人，比吃低於此量或根本不吃魚的人，死於心臟病的機會少36%。此外，每週至少吃2次魚（每次140克含豐富油脂的魚），比只吃低脂、高纖飲食而不吃魚的人，心臟病發作的機會少三分之一。琉球人一週至少吃3次魚，血中Ω-3脂肪酸濃度是北美人的3倍。對於素食者和一般民眾而言，富含Ω-3的植物油可以提供比魚油更優質的α-亞麻酸來源。

### · Ω-6多元不飽和脂肪酸（亞油酸）

亞油酸是人體必需脂肪酸，具有預防膽固醇過高、改善高血壓、預防心肌梗塞、預防膽固醇造成的膽結石和動脈硬化的作用，但如攝取過多，也會引起過敏、衰老等病症，還會抑制免疫力、減弱人體的抵抗力，大量攝取還會引發癌症。

富含亞油酸的油類很多，比如：紅花油、葡萄籽油、葵花油、核桃油、玉米油、大豆油、芝麻油、棉籽油、花生油、米糠油…等含量都在30%以上，這些都是很普及的烹調用油，因此人們很容易從這些油中吸收到足夠，甚至過量的亞油酸。

若吸收太多Ω-6反而對心血管造成威脅，Ω-3和Ω-6必須依適當的比例攝取才能達到健康的目的。

### · Ω-3和Ω-6的相互關係

Ω-3和Ω-6都是多元不飽和脂肪酸，又稱為必需脂肪酸，人體無法自

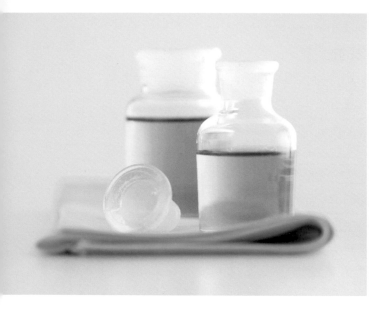

製，必須從食物中攝取。Ω-3和Ω-6都會各自衍生激素，但效果大多相對，比如Ω-3的衍生荷爾蒙會使血壓下降，Ω-6的衍生荷爾蒙卻能使血壓升高；Ω-6會使發炎加劇，而Ω-3卻有消炎作用。人體對兩者的攝取要達到平衡才能維持健康，最好的比例是Ω-3：Ω-6=1：1-4，但目前一般人的飲食習慣常常呈現1：10-30的懸殊比率，現代人若吸收太多Ω-6會導致癌症、高血壓和早衰。

醫學研究發現，過量的Ω-6脂肪酸會干擾Ω-3脂肪酸對健康的益處，因為他們會爭奪相同的限速酶，增加某些疾病發生的機率。西方人的飲食，兩者之間的比值常常超過1比10，有些甚至高達1比30，偏離健康比值頗多，因此心血管疾病的比率特別高。長期超量的Ω-6脂肪酸會引起慢性心臟病發作、血栓性中風、心律不齊、關節炎、骨質疏鬆症、炎症、情緒障礙、肥胖與癌症等疾病。

· 如何避免Ω-3和Ω-6比例失衡

1. 多吃Ω-3含量豐富的亞麻籽油、紫蘇油、奇亞籽油、核桃油、深海魚油、海藻油等，因為Ω-3會抑制Ω-6轉化為激素的能力。
2. 多吃Ω-9含量豐富的橄欖油、菜籽油、苦茶油、杏仁油等油種。

# 常見食用油中Ω-3與Ω-6的比例

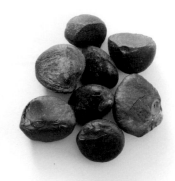

| 油種 | Ω-3 | Ω-6 | 比率 |
|------|-----|-----|------|
| 1.深海魚油 | 49 | 1 | 49：1 |
| 2.紫蘇油 | 65 | 15 | 4.3：1 |
| 3.亞麻籽油 | 52 | 18 | 3：1 |
| 4.奇亞籽油 | 64 | 22 | 2.9：1 |
| 5.菜籽油 | 14 | 22 | 1：1.5 |
| 6.核桃油 | 14 | 56 | 1：4 |
| 7.橄欖油 | 1 | 7 | 1：7 |
| 8.大豆油 | 7 | 52 | 1：7 |
| 9.米糠油 | 4 | 33 | 1：8 |
| 10棕櫚油 | 1 | 9 | 1：9 |
| 11.苦茶油 | 1 | 10 | 1：10 |
| 12.棉籽油 | 4 | 44 | 1：11 |
| 13.葵花籽油 | 5 | 62 | 1：12 |
| 14.葡萄籽油 | 3 | 70 | 1：23 |
| 15.花生油 | 1 | 38 | 1：38 |
| 16.芝麻油 | 1 | 45 | 1：45 |
| 17.玉米油 |  | 56 | 1：56 |
| 18.紅花油 | 1 | 72 | 1：72 |

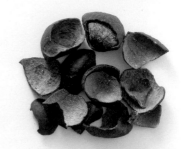

〔圖表說明〕

1. 深海魚油、紫蘇油、亞麻籽油、奇亞籽油是少數Ω-3含量超過Ω-6含量的油種,但這四種油都不是一般常用的烹調油,因此攝取的機會很少,可以特意加以攝取,以調節Ω-3攝取不足的問題。

2. 菜籽油和核桃油是少數Ω-3和Ω-6配比接近標準的油種,是值得推廣的好油,菜籽油發煙點較高,適合廚房煎炒煮炸,核桃油不適合廚房用油,可以直接食用或調理生菜沙拉。

3. 其他油種Ω-3含量過低,Ω-6含量過高,不可長期偏好使用,必須適時調配前六種Ω-3含量較高的油種一起食用。

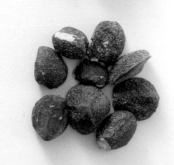

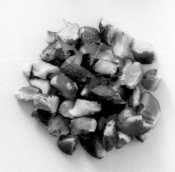

# 吃油的黃金比例

除了兩種多元不飽和脂肪酸Ω-3和Ω-6的攝取要符合配比標準之外,包括飽和脂肪酸、單元不飽和脂肪酸、多元不飽和脂肪酸Ω-3和多元不飽和脂肪酸Ω-6四大類脂肪酸也要整體考量攝取比例。

大量的流行病學研究證實,飽和脂肪酸是導致多種心血管疾病的重要因素,膳食中攝入飽和脂肪酸越多,血清總膽固醇水準越高,心血管疾病的發病率也越高。而單元不飽和脂肪酸卻可以降低血清總膽固醇,對地中海沿岸居民所作的心血管流行病學調查發現,儘管當地居民攝入高脂膳食,由於他們主要使用以單不飽和脂肪酸為主的橄欖油,心血管疾病發病率反而較低。

同樣的,多元不飽和脂肪酸雖然有降低血脂、預防動脈粥狀硬化、抗心律失常、促進胎兒大腦發育等作用,但由於多元不飽和脂肪酸的碳鏈比較脆弱,容易被氧化,變成過氧化脂質,長期過多攝入Ω-6多元不飽和脂肪酸,反而會引起體內脂質過氧化反應上升、抗氧化酶活性下降,同時生成大量血栓素,刺激血管痙攣,這些反應都會導致腫瘤、動脈粥狀硬化、炎症性疾病的發病率增高。因此,各種油脂的攝取都不可過量或偏廢,應該攝取適當的比率。

世界衛生組織和世界糧農組織等權威機構推薦最好的膳食脂肪酸比例是:「飽和脂肪酸:多元不飽和脂肪酸:單元不飽和脂肪酸＝1:1:1」。但有鑒於世界各國肥胖和心血管疾病的人越來越多,近期有更多的醫學研究機構和專家建議把飽和脂肪酸下調到0.7,把單元不飽和脂肪酸上調到1.3,變成0.7:1:1.3,這一派的說法逐漸蔚為主流。

而針對已經罹患高血脂症的病人的飲食調理,台大醫院營養醫療小組在編著的「臨床營養學」中,更建議把單元不飽和脂肪酸提高為多元不飽合

脂肪酸的二倍，變成飽和脂肪酸：多元不飽和脂肪酸：單元不飽和脂肪酸 = 0.7：1：2，書中認為飽和脂肪酸會增加血脂濃度，增加低密度膽固醇，提高心血管疾病風險，因此要攝取少一點，最好低於總熱量的7%，因此高脂類肉類，如豬油、牛油、奶油等要盡量減少攝取，我們平時吃肉就已經攝取足夠的飽和脂肪酸，因此烹調時盡量不要再使用這類動物油脂。

多元不飽和脂肪酸如黃豆油和葵花油曾經風行一時，但因其不穩定的脂肪酸特性，容易氧化，並導致癌症和低密度膽固醇增加，進而促進粥狀動脈硬化，因此建議最多不能超過總熱量的10%；單元不飽和脂肪酸則相對比較穩定，不易氧化，而且可以降血脂，降低密度膽固醇，可以攝取總熱量的20%；根據台大醫院營養醫療小組的建議，已經有三高和心血管疾病的患者必須多多攝取苦茶油、橄欖油和菜籽油。

（資料參考：「臨床營養學」；台大醫院營養醫療小組編著；時新出版有限公司；2005.7月；p.453）

## 三種脂肪酸的攝取建議

| 建議機構 | 飽和脂肪酸 | 多元不飽和 | 單元不飽和 |
|---|---|---|---|
| 世界衛生組織 | 1 | 1 | 1 |
| 世界糧農組織 | 1 | 1 | 1 |
| 最新專業建議 | 0.7 | 1 | 1.3 |
| 台大醫院營養醫療小組 | 0.7 | 1 | 2 |

如果選擇第三種攝取比例，把多元不飽和脂肪酸的 $\Omega$-3和 $\Omega$-6做成 1：3的配比，綜合四種脂肪酸的標準配比是：

| 飽和脂肪酸 | 多元不飽和 $\Omega$-3 | 多元不飽和 $\Omega$-6 | 單元不飽和 $\Omega$-9 |
|---|---|---|---|
| 0.7 | 0.25 | 0.75 | 1.3 |

再換算為總比例，得出「標準用油脂肪酸比例」

| 飽和脂肪酸 | 多元不飽和 $\Omega$-3 | 多元不飽和 $\Omega$-6 | 單元不飽和 $\Omega$-9 |
|---|---|---|---|
| 23% | 9% | 25% | 43% |

我們可以把上面這個「標準用油脂肪酸比例表」，拿來比對下面的「食用油脂肪酸成分比例表」，就能找出最健康的吃油比例！

根據這兩個表，可以比對出來：

（一）唯一接近標準脂肪酸比例的油只有菜籽油，所以菜籽油是天生標準的好油；其他大部分的油都是亞油酸（Ω-6）偏高，油酸（Ω-9）和 α-亞麻酸（Ω-3）偏低，導致比例失衡，而且亞油酸（Ω-6）較高的油又多是最常使用的烹調用油，比如大豆油、葵花油、棉籽油和玉米油，因此一般人都吸收了太多亞油酸（Ω-6），為了達到平衡，必須額外補充高油酸（Ω-9）和高 α-亞麻酸（Ω-3）的油種。

（二）高 α-亞麻酸（Ω-3）的油種有紫蘇油（65%）、奇亞籽油（63.8%）、亞麻籽油（52%）和深海魚油（49%），紫蘇油可以當高溫烹調用油，亞麻籽油和奇亞籽油必須冷飲或涼拌食用，深海魚油可以直接攝食深海魚肉或購買魚油膠囊。

（三）高油酸（Ω-9）的油種有橄欖油（82%）、苦茶油（79%）、杏仁油（68%）和菜籽油（55%），橄欖油不適合高溫煎炸，苦茶油、菜籽油和杏仁油都可以高溫煎炸，很適合當烹調用油。以上標色的油種都是特別建議採用的好油。

〔圖表解析〕

1. 各種油脂根據不同的品種、產地、季節，其所含脂肪酸的比率均可能浮動，但基本的脂肪酸配比不會變動，比如以單元不飽和脂肪酸為主要內容的油，其所含單元不飽和脂肪酸的含量一定多於其他類型的脂肪酸。

2. 本表大致依各種油脂對人體健康之優劣順序排列而下，1-12號油脂或所含成分較佳，或脂肪酸比例較佳，對人體健康也較有益，也是一般飲食中較不易攝取到的油種，建議可以多攝取。

3. 13-26號油脂其實很難分其優劣，只要根據其所含不同脂肪酸，加以妥善分配，均衡攝取，就都是好油。比如選擇部份多含飽和脂肪酸的油種，搭配部份多含單元不飽和脂肪酸的油種，再搭

## 食用油脂肪酸成分比例（％）

| 食用油脂 | 飽和脂肪酸 | 多元不飽和脂肪酸 | | 單元不飽和脂肪酸 | 其他脂肪酸 |
|---|---|---|---|---|---|
| | | 亞麻酸（Ω-3） | 亞油酸（Ω-6） | 油酸（Ω-9） | |
| 1.苦茶油 | 10 | 1 | 10 | 79 | 1 |
| 2.橄欖油 | 10 | 1 | 7 | 82 | |
| 3.菜籽油 | 9 | 14 | 22 | 55 | |
| 4.亞麻籽油 | 0 | 52 | 18 | 30 | |
| 5.紫蘇油 | 4 | 65 | 15 | 16 | |
| 6.南瓜籽油 | 11 | 1 | 46 | 28 | |
| 7.奇亞籽油 | | 64 | | | 36 |
| 8.杏仁油 | | 0.1 | 27 | 68 | 4.9 |
| 9.花生油 | 19 | 1 | 38 | 41 | 1 |
| 10.松子油 | | | 57 | 28 | |
| 11.深海魚油 | 28 | 49 | 1 | 22 | |
| 12.核桃油 | 8 | 14 | 56 | 22 | |
| 13.雞脂 | 31 | 0 | 21 | 48 | |
| 14.芝麻油 | 15 | 1 | 45 | 38 | 1 |
| 15.大豆油 | 16 | 7 | 52 | 22 | 3 |
| 16.葵花油 | 14 | 5 | 62 | 19 | |
| 17.棉籽油 | 24 | 4 | 44 | 25 | 3 |
| 18.玉米油 | 15 | 1 | 56 | 27 | 1 |
| 19.葡萄籽油 | 11 | 3 | 70 | 16 | |
| 20.紅花油 | 6 | 1 | 72 | 21 | |
| 21.棕櫚油 | 51 | 1 | 9 | 39 | |
| 22.可可油 | 73 | 0 | 1 | 26 | |
| 23.椰子油 | 92 | 0 | 3 | 5 | |
| 24.豬油 | 43 | 0 | 10 | 44 | 3 |
| 25.羊油 | 57 | 3 | 4 | 33 | 3 |
| 26.牛油 | 62 | 1 | 2 | 29 | 6 |
| 27.黃油 | 56 | 3 | 7 | 32 | 3 |
| 28.奶油 | 65 | 0 | 6 | 29 | |
| 29.地溝油 | 28 | 0 | 38 | 34 | |

配部份多含多元不飽和脂肪酸的油種，讓各種脂肪酸的攝取達到最佳比例即可。

4. 最下面三種油脂對健康有明顯不利影響，應盡量避免攝取。

5. 三種熱帶植物油：棕櫚油、可可油、椰子油雖然含有很高的飽和脂肪酸，但其飽和脂肪酸成分屬性與動物性飽和脂肪酸不盡相同，對心血管的影響不若動物性飽和脂肪酸。

6. 本表主要目的不在顯示油種優劣，而是提供各種油脂的脂肪酸結構，以便讀者可以根據各種油的脂肪酸比例進行不同油脂的搭配，因為健康的吃油方式一定要同時吃多種油。

（本表係綜合參考加拿大油菜籽理事會、百度百科、中醫世界、互動百科、維基百科等多種訊息來源整理而成。）

## 不同脂肪酸的選擇順序

選購油品最重要的是搭配合理的脂肪酸結構,在我們日常飲食中,很容易就吸收過多的飽和脂肪酸和Ω-6不飽和脂肪酸,因此選購油品最好多挑選Ω-3和Ω-9含量較高的油品。如果你買了Ω-3比較高的油,最好再搭配一瓶Ω-9比較高的油,反之亦然。

### 較多較好
#### Ω-3多元不飽和脂肪酸
#### α-亞麻酸

| 油品 | 比例 |
|------|------|
| 紫蘇油 | 65 |
| 奇亞籽油 | 64 |
| 亞麻籽油 | 52 |
| 深海魚油 | 49 |
| 菜籽油 | 14 |
| 核桃油 | 14 |
| 大豆油 | 7 |
| 葵花籽油 | 5 |
| 棉籽油 | 4 |
| 米糠油 | 4 |
| 葡萄籽油 | 3 |
| 羊油 | 3 |

### 較少較好
#### 飽和脂肪酸

| 油品 | 比例 |
|------|------|
| 亞麻籽油 | 0 |
| 紫蘇油 | 4 |
| 紅花油 | 6 |
| 核桃油 | 8 |
| 菜籽油 | 9 |
| 苦茶油 | 10 |
| 橄欖油 | 10 |
| 葡萄籽油 | 11 |
| 葵花油 | 14 |
| 芝麻油 | 15 |
| 玉米油 | 15 |
| 大豆油 | 16 |
| 花生油 | 19 |
| 米糠油 | 20 |
| 棉籽油 | 24 |
| 深海魚油 | 28 |
| 雞脂 | 31 |
| 豬油 | 43 |
| 棕櫚油 | 51 |
| 羊油 | 57 |
| 牛油 | 62 |
| 可可油 | 73 |
| 椰子油 | 92 |

### 較多較好
#### Ω-9單元不飽和脂肪酸
#### (油酸)

| 油品 | 比例 |
|------|------|
| 橄欖油 | 82 |
| 苦茶油 | 79 |
| 杏仁油 | 68 |
| 菜籽油 | 55 |
| 雞脂 | 48 |
| 豬油 | 44 |
| 米糠油 | 43 |
| 花生油 | 41 |
| 棕櫚油 | 39 |
| 芝麻油 | 38 |
| 羊油 | 33 |
| 亞麻籽油 | 30 |
| 牛油 | 29 |
| 玉米油 | 27 |
| 可可油 | 26 |
| 棉籽油 | 25 |
| 深海魚油 | 22 |
| 核桃油 | 22 |
| 大豆油 | 22 |
| 紅花油 | 21 |
| 葵花油 | 19 |
| 紫蘇油 | 16 |
| 葡萄籽油 | 16 |
| 椰子油 | 5 |

(註)數字指所含脂肪酸比例(%)

PART

**2**

食用油是怎麼做出來的

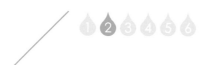

看著超市貨架上的市售油，大概很少人會關切這些油是用什麼方法製造出來的，事實上，一瓶油的品質內涵和製造工藝有極密切的關係，當了解油的製造工藝，你才會知道，為什麼大部分市售油都清清如水？為什麼這些油都可以長擺不壞？為什麼一大瓶橄欖油可以便宜到二百多元？明知物理壓榨法才能做出特級初榨好油，為什麼大部分市售油都還採用化學浸出法製造？一瓶市售油可能隱藏多少危機？這些問題的答案都隱藏在製油工藝裡。

## 提煉法（rendering）

提煉法主要用於動物油的提取，比如豬油、牛油，原理是利用加熱方式破壞細胞，使肉中的蛋白質變性，使與蛋白質結合在一起的油脂可以分離出來。

提煉法又分為乾提法、溼提法和消化法。

**乾提法** 直接將原料在鍋中加熱，讓油脂隨著水分的蒸發而溶解分離出來；傳統的炸豬油就是乾提法。

**溼提法** 先將肉煮熟，再進行壓榨取出油水，將油水進行分離，這種方法抽取的效果較差。

**肖化法** 將細碎的原料加入鹼液或蛋白質分解酵素，使肉組織溶解，油分漂浮到上層而取得。

# 壓榨法（pressing）

壓搾法依溫度可以分為冷榨法、溫榨法和熱榨法。

**冷榨法** 指溫度保持在80℃以下的榨油方式，出油率較低，褐變情況較淺，比較能忠實呈現油種的原始顏色，生理機能性成分不易被破壞，因此保留營養成分也比較完整，生理價值較高，特級初榨橄欖油就是標準的冷榨油。

**溫榨法** 小型的家用螺桿式榨油機都在榨橙尾端上方設置加熱器，溫度在70-90℃之間做調節，可以根據油籽的屬性調節溫度，算是一種溫榨法，溫榨法同時擁有冷榨和熱榨的優點，可以殺菌，除水，去除草腥味，提高出油率，增加油脂風味，又不會因過度高溫破壞營養成分。

**熱榨法** 某些油籽的油脂深藏在種子內，與種子的蛋白質緊密結合，必須加熱使蛋白質變性，才能有效地將油壓榨出來，比如花生、苦茶籽、茶籽仁…等。油籽在加熱過程中，一方面使蛋白質變性，使蛋白質與油的結合鬆動，一方面可以破壞種子的細胞組織，使油脂可以聚集成較大的油滴，同時降低油脂與磷脂質的結合，使油容易脫出，故榨油率比較高。加熱會使產生榨出油產生褐變，油色會變深，會釋出特殊的焦香味，增加油脂的風味。熱榨法溫度大約控制在100℃左右，和化學浸出法達到200℃以上的高溫精煉不一樣，不會造成油脂的高溫裂解變質。這種物理式的熱榨法有許多好處：

1.提高榨油率。

2.增進油脂風味。

3.熱溫殺菌。

4.減少榨出油中的水分，使油脂更精純，更不易氧化。

5.可以消除某些種子中的不適食成分，比如棉籽油中的棉籽酚
具有毒性，可以藉由加熱加以破壞消除。

壓榨法的設備有兩種，一種是垂直式榨油機（expeller），一種是水平式螺旋榨油機（screw presser）；前者是批式加工，後者可以連續加工。垂直式榨油機無法與加熱設備結合在一起，必須先將原料烘焙後，放入模具中，再放入機器中壓榨出油，這種傳統的榨油方式人工成本較高，生產量能也較小。目前大型榨油工廠都使用螺旋式榨油機，好處是可以整合加熱設備，又可以連續式運轉，節省人力成本，產能也比較大。迷你型家用榨油機也都使用這種螺旋式榨油法。

壓榨法出來的油稱為原油或毛油，原油由於未經精製，因此內含少量水分、固醇類、原始色素和各種未經破壞的維生素A、D、E、K…等各種原始營養成分，比如橄欖油的原油中含有橄欖多芬（oleuropein）、角鯊烯（squalene）、水合酪胺酸（hydroxytyrosol）等成分，黑芝麻原油含有芝麻素（sesamin）。

絕大部分的植物油，比如花生油、橄欖油、芝麻油、亞麻籽油、葵花油、核桃仁油、南瓜籽油、紫蘇油、杏仁油、奇亞籽油、松子油…等都適合直接食用原油，也可以將原油靜置沉澱後再食用；少數植物油必須靜置沉澱或過濾後才適合食用，比如苦茶油的原油中含有皂素（saponin），原油靜置1-2天，皂素就會沉澱瓶底。皂素是一種可以製造肥皂，也可以製造有機除蟲劑的成分，不宜食用；棉籽油的原油中含有有毒的棉籽酚（gossypol），必須經過精製後才能食用。

## 冷榨和熱榨的比較

冷榨油確保各種營養成分不被破壞，不飽和的脂肪酸含量高，氣味天然清香，保存原汁原味。冷榨油有助於促進神經系統，骨骼和大腦發育，預防動脈硬化等心血管疾病，糖尿病及消化系統失調等疾病，對骨質疏鬆有很好的預防作用，有助於新陳代謝。雖然冷榨法有這些優點，但有些油料並不適合冷榨，以大豆、高芥酸油菜籽、棉籽為例，大豆油含有豆腥味、高芥酸油菜籽油有辛辣味、棉籽油有棉酚毒素；大豆可以使用溫榨消除腥豆味，高芥酸油菜籽可以使用熱榨去辛辣味，棉籽必須經過精煉才能去除棉酚毒素。

# 浸出法（溶劑萃取法solvent extraction）

目前工業化的大量生產都使用溶劑萃取法，加工對象全是植物油脂。溶劑大多使用正己烷（n-hexane）或六號輕汽油，加工方式是先把原料進行洗淨、去皮、磨碎等前處理，加入溶劑把油脂溶解出來，再過濾油粕，再脫掉溶劑，得到粗油。

### 使用溶劑萃取法的好處是：

- 油粕的油脂殘留量低於1%，油脂提取率極高。
- 可機械化大規模生產，達到最高經濟效益。

### 缺點是：

- 為節省成本，增加出油率，大多採用基改作物種籽，對健康造成潛在威脅。
- 溶劑脫出過程必須加溫高達250℃以上，會使油脂造成裂變，產生致癌物苯並芘。高溫可能導致油脂氫化，其成分對心血管造成威脅。
- 即使進行六脫，油脂中仍可能殘留化學溶劑。經過六脫之後，雖然化學溶劑大抵清除，但油脂中的營養成分也被脫除殆盡。

# 植物油可食用階段

　　自從台灣發生假油事件之後，很多人開始不敢買市售油，於是改到傳統的油車間去買現榨油，也有越來越多人選購家用榨油機自己榨油。這兩種方法可以確保每一滴油都是特級初榨好油，但每一種油的屬性不同，必須注意所榨的油是不是需要再經過靜置、沉澱或過濾才能食用。

**植物油的可食用階段**

| 種類 | 原油階段 | 靜置沉澱或過濾 | 化學精製 |
|---|---|---|---|
| 花生油 | ✓ | ✓ | |
| 黑芝麻油 | ✓ | ✓ | |
| 白芝麻油 | ✓ | ✓ | |
| 核桃油 | ✓ | ✓ | |
| 亞麻仁油 | ✓ | ✓ | |
| 南瓜籽油 | ✓ | ✓ | |
| 葵花油 | ✓ | ✓ | |
| 松子仁油 | ✓ | ✓ | |
| 杏仁油 | ✓ | ✓ | |
| 紫蘇油 | ✓ | ✓ | |
| 奇亞籽油 | ✓ | ✓ | |
| 苦茶油 | | ✓ | |
| 茶籽油 | | ✓ | |
| 橄欖油 | ✓ | ✓ | ✓ |
| 油菜籽油 | | ✓ | ✓ |
| 葡萄籽油 | | ✓ | ✓ |
| 大豆油 | | ✓ | ✓ |
| 椰子油 | | | ✓ |
| 棕櫚油 | | | ✓ |
| 棉籽油 | | | ✓ |
| 紅花籽油 | | | ✓ |
| 玉米油 | | | ✓ |
| 米糠油 | | | ✓ |

# 油脂的純化與精製

　　市售植物油大多經過化學精製，主因是原油中含有水分、雜質、色素、游離脂肪酸、磷脂質等，會對油的顏色、味道、穩定性造成影響，因此必須加以去除，才能獲得較好的賣相和較長的保質期。

**一般純化和精製的步驟大抵包括：**

## 1. 沉澱（setting）、脫膠（degumming）

　　原油是一種類膠質狀的液體，含有磷脂質和蛋白質等物質，這些物質與油脂結合成一種膠質狀，不但影響油脂的穩定性，還會增加油質後續精製加工的難度，因此第一步就是先進行沉澱、脫膠。方法是將原油和2%水分或水蒸氣於30-60℃下混合30分鐘，再藉由離心或靜置沉澱的方式，將水中雜質和膠質去掉；除了加水，也可以採用酵素、矽膠、超音波、超臨界流體、薄膜脫膠等方式進行脫膠。

## 2. 脫酸（加鹼精製）（refining）

　　原油裡常含有游離脂肪酸，影響油的儲存，並導致酸價過高，因此精製的第二步是進行脫酸。傳統的脫酸方式是在油中加入適量的氫氧化鈉或其他鹼性物質，稍微加熱，以中和游離脂肪酸，再以水洗和離心的方式將被中和的脂肪酸去除掉，粗油在中和脫酸過程中會產生皂化作用，利用離心分離的方式將皂化物質脫離出來，會分離出一些濃稠的皂質物，稱為皂角，就是製造肥皂的原料；脫酸過程會造成較多中性油質的損失。

## 3. 脫色（bleaching）

　　油籽在儲存過程中會氧化，產生一些有色的分解物，有些油材本身也含有胡蘿蔔素或葉綠素等天然色素，會影響油色的美觀，因此利用活性碳或活性白土，如矽藻土或磁土來吸附油中的色素，使油色呈現透明清澈。其實在脫膠、脫膠、脫臭的過程中，就有連帶脫色的效果，因此常常省略脫色的步驟，但像沙拉油、化妝品用油、淺色油漆、人造奶油等油脂因為對油色有特別要求，因此仍須特別進行脫色。

## 4. 脫臭（Deodorization）

有些原油的味道很吸引人，比如麻油或花生油，但有些原油的味道卻不討人喜歡，比如菜籽油中的硫化物、大豆油中的豆臭味和米糠油中的特殊異味都不討人喜歡；尤其在脫酸和脫色過程中加入的溶劑味、白土味、肥皂味、氫化臭等，味道都極不自然，因此必須進行脫臭。常用的脫臭法是在真空中加熱到250℃，並通入蒸汽，使臭味隨著水蒸氣一起逸失；另有採用薄膜脫臭系統或氣體吹入法脫臭。脫臭不僅可以消除臭味，還可以提高油脂的發煙點，降低色澤，改善油品風味。

## 5. 脫蠟

蠟質是一種高分子酯類，具有高熔點，油中溶解性差，人體無法吸收等特點，會影響油脂的透明度和氣味，因此對於蠟質含量高的油脂有必要進行脫脂。比如米糠油的蠟質含量高達1-5%，必須進行脫蠟，但一般的植物油蠟質含量極低，比如玉米胚芽油含0.01-0.04%，葵花油含0.06-0.2%，則不需要進行脫蠟。脫蠟的方式通常是在25℃以下靜置兩天，使蠟質結晶析出後離心去除。

## 6. 冬化（winterizing）

精製油若含有飽和脂肪酸或高熔點的三甘油酯，在低溫下會呈現渾濁固化，影響外觀，因此必須進行冬化，將液體油和固體脂分離。

冬化的作法是將油脂置於5℃以下，使結晶產生，而後進行過濾。棉籽油含高量硬脂酸的三甘酯，最需要進行冬化，像玉米油、橄欖油、大豆油等固體酯含量低的油脂都不需要進行冬化處理。經過冬化之後分離出來的固體脂可以做油炸油或酥油的原料，液體油的部份可以做烹調油或沙拉油。

（資料參考：本篇主要參考施明智等三人，2013.食品加工學，五南出版社，臺北市）

# 市售植物油幾乎都是精製油

市售油幾乎都是浸出法提煉精製出來的油，主要原因是：

1. 延長保存期：植物油成分一般都以不飽和脂肪酸為主，不飽和脂肪酸比較容易氧化酸敗，因此大部分市售植物油都以精製的方式，添加抗氧化劑、防腐劑或把油加以氫化，以延長保存期。

2. 增加出油率：以有機溶劑萃取的方式提煉油脂，出油率比壓榨法高出很多，因此市售的大豆油或沙拉油都是精製油，幾乎找不到壓榨油。

3. 油色漂亮：精製油可以人工的方式調整油色，香味，濃度…等。

4. 取出不可食用物質：有些植物油籽內含有皂素、棉籽酚或其他不可食用的成分，利用化學精製手段可以去除這些不可食用物質。

## ╱ 壓榨法和浸出法的比較 ╱

「壓榨法」和「浸出法」是食用植物油的兩種基本製作工藝。有些植物油普遍使用壓榨法，比如橄欖油、南瓜籽油、苦茶油、芝麻油，有些植物油只能使用浸出法，比如玉米油、棉籽油、米糠油，有些植物油初榨使用壓榨法，油渣再使用浸出法，比如橄欖油和花生油；大部分的植物油可以使用兩種方法來出油。

兩種方法的區別在於，「壓榨法」是靠物理壓力將油脂直接從油料中分離出來，全過程不涉及任何化學添加劑，保證產品安全、衛生、無污染，天然營養不受破壞。而「浸出法」則採用有機溶劑（六號輕汽油）將油脂原料經過充分浸泡後，進行高溫提取，經過「六脫」工藝（即脫蠟、脫膠、脫水、脫色、脫臭、脫酸）將溶劑進行清除，最大的特點是出油率高、生產成本低，這也是浸出油的價格一般要低於壓榨油的原因之一。

# 氫化植物油：藏在美味中的惡魔

植物油容易氧化，不易保存，因此有人發明另一種製油的方法，就是加一個氫原子進去，使油脂變成氫化植物油，氫化植物油含有大量反式脂肪酸，俗稱奶精、乳馬琳或人造奶油，也稱為人造植物油，氫化後的植物油不但能延長保存期長達數年之久，還可以使糕點更加酥脆；同時，由於熔點高，因此廣泛使用於食品加工中，比如絕大部分的西點、餅乾，烤肉用的奶油，珍珠奶茶中的奶料等都大量使用氫化植物油。

氫化植物油的結構在化學上呈反式的鍵結，它比真正的奶油要毒上數百倍。研究發現，反式脂肪酸對人體的危害比飽和脂肪酸更大。膳食中的反式脂肪酸每增加2%，罹患心腦血管疾病的風險就上升25%。還有實驗發現，反式脂肪酸可能會引發老年癡呆症。Time雜誌也曾經公佈，氫化植物油在自然界是不存在的，亦即在自然情況下，人體無法消化利用這種油脂，食用後會對人體造成十大危害：

1. 食用氫化植物油之後，會使人體的壞膽固醇增加，好膽固醇減少，它會隨著脂肪進入細胞，使細胞膜硬化，連帶造成動脈硬化，從而導致心肌梗塞、腦血管阻塞或破裂、中風等心血管疾病。
2. 引發老年癡呆症。
3. 對肝臟造成傷害，進而破壞人體細胞膜，造成細胞缺陷，影響細胞的複製與再生能力，長期大量使用可以使人產生過早衰老的症狀。
4. 會降低Ω-3的吸收能力。
5. 影響人體激素的平衡，進而影響人體的代謝能力。
6. 減少體內的維生素和礦物質。
7. 使血液濃度增加，形成血栓，導致心肌梗塞和腦中風。
8. 增加糖尿病機會。
9. 影響基因。
10. 引發癌症。

## 世界各國都在管控反式脂肪

反式脂肪是健康的大敵，比動物性的飽和脂肪對人體更不利，世界各國都對反式脂肪採取不同的管控規範：

1. 世界衛生組織2003年的研究報告已指出反式脂肪對人體的影響，如造成缺血性心臟病，認知功能低落，過敏，心臟病等，並勸告世人攝取量要低於整體熱量的1%。
2. 歐洲有些國家規定，餐廳中使用反式脂肪不得超過2%。
3. 美國FDA規定食品包裝必須標示反式脂肪含量。
4. 美國於2003年對點心業者提起告訴，要求禁止使用反式脂肪；之後，美國食品藥物管理局於2006年公佈要求每份超出0.5公克反式脂肪含量的加工食品，必須在標籤上清楚標示反式脂肪含量。
5. 紐約州法律直接規定餐廳中完全不可以使用反式脂肪。
6. 義大利勸告民眾每天攝取反式脂肪的數量不得超過1.3公克。
7. 丹麥製訂行政命令，對反式脂肪超過2%的食品訂出罰則。
8. 韓國在2007年賦予廠商標示反式脂肪含量的責任。

（資料參考：食品標籤大解密；石川美幸／南清貴監修，鍾嘉惠譯；p.64；2014.05；和平國際文化出版）

## 如何避免反式脂肪的危害

1. 少吃西點、蛋糕、糕餅、甜點、餅乾、甜甜圈、薯條和炸雞等食品。
2. 喝咖啡少用奶精，吃麵包少塗乳瑪琳或人造奶油。
3. 避免廚房用油反覆高溫，重複使用，因為高溫和重複使用都會使油變成反式脂肪。
4. 盡量避免使用市售油，因為市售油在精煉過程中常以攝氏200度以上的高溫煉製，很可能使油產生反式脂肪，煉油廠在製油過程中，甚至故意使油氫化，以便使油不會氧化變味，更容易保存。

由於製油工藝的進步，即使擁有一座實驗室都未必能分辨一瓶油的真假優劣，更遑論消費者想要藉由外觀直覺來判別油品好壞了。因此針對市售油的品質，政府必須制定完整和嚴格的檢驗標準，從源頭為油安把關，但目前國家對食用油品的檢驗項目主要著重在酸價，其他關於苯并芘、農藥、反式脂肪、橘劑、重金屬、細菌、病毒、有毒化合物、皂素、棉酚⋯等極可能殘留在油品中的有害物質，一直缺乏完整的法令規範，因此縱容不法油商大量販售不安全的油品危害國民健康。

　　我們有強大的理由懷疑國內不斷攀升的胃癌、腸癌、糖尿病、洗腎和心腦血管疾病罹患率，與惡劣的食用油品質有密切關係，越來越多民眾不敢信任市售油品，乾脆購買家用榨油機自己榨油，這不失為好方法，但仍必須注意種籽的衛生安全問題。

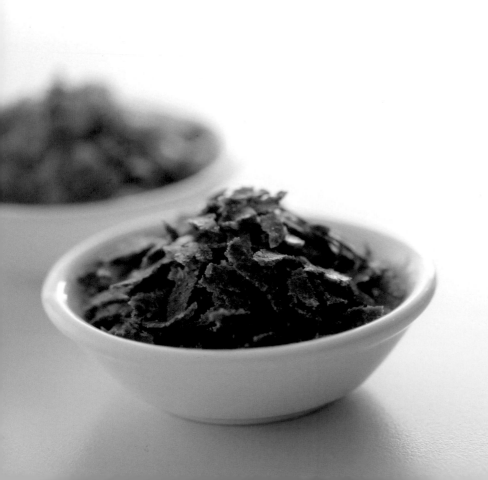

# PART
# 3

健康基礎，從11種好油挑起

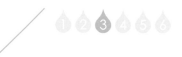

食用油就像蔬菜、水果、五穀和肉類一樣，每種油含有不同的營養成分和脂肪酸，必須不斷地變換，以便吸收均衡的營養，但一般習慣只用一種油調理食物，加上市售油的種類也不多，最常見的就是大豆油（沙拉油）、葵花油、花生油和橄欖油，前兩種尤其普遍。長期偏食同一兩種油不但會營養失衡，更容易導致脂肪酸吸收比例失衡，影響心血管健康。其實適合食用的植物油種類很多，有些油不僅可做廚房用油，還能當保健或保養用油。以下將介紹11種優質的食用油。

## 01 橄欖油 最適合人體營養的好油

**食用方法**

1. 特級初榨橄欖油適合生飲、涼拌蔬果沙拉、沾食麵包等。
2. 純橄欖油適合蒸煮、水炒或小火煎炒。
3. 精製橄欖油適合煎炒煮炸都可以。
4. 可以使用特級初榨橄欖油做油漱法，早晨起床時含一口橄欖油在口中漱動約1分鐘左右再吐掉。

**烹調方式**

- 特級初榨橄欖油：發煙點46℃，只適合涼拌。
- 純橄欖油：發煙點132℃，適合煮食、水炒，不適合煎炒炸。
- 精製橄欖油：發煙點191℃，適合煎炒煮炸。

橄欖油是全世界公認對健康有益的好油，但真正好的橄欖油必須是採取冷壓方式榨取出來的冷榨油，冷壓橄欖油富含維生素A、D、E，油酸（Ω-9）含量高達82%，被譽為「最適合人體營養的油脂」，含有抗氧化多酚，可預防心臟病和癌症，並與角鯊烯聚合，可抑制結腸癌和皮膚癌細胞的生長。

橄欖油依原料成分可分為：頂級初榨橄欖油（extra virgin）、初榨橄欖油（virgin）、純橄欖油（pure olive oil 或olive oil）、清淡橄欖油（extra light）、橄欖渣油（pomace）等五個等級。

**頂級初榨橄欖油** 指首批冷榨橄欖油，保留最多原始營養成分和濃厚香味，也保留大部份的抗氧化物、維生素E、K、多酚，顏色偏綠，味道濃郁。

**初榨橄欖油** 由冷壓取得，但可能原料品質較差，或二榨取得。

**純橄欖油** 二榨之後的橄欖油渣會被拿來以化學方法萃取成精製橄欖油，把部分純橄欖油和部分精製橄欖油混合起來就成為純橄欖油，所以名為「純油」，其實是「混合油」。

**清淡橄欖油** 混合較多的精製橄欖油和少量頂級初榨橄欖油就成為清淡橄欖油；清淡意指顏色與味道清淡，並非指熱量較低。

**橄欖渣油** 二榨之後的油渣以化學方法萃取出來的精製油。

## 02 核桃油　接近母乳的好油

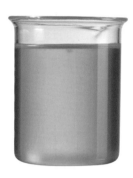

**食用方法**

1. 直接喝飲：核桃油帶有淡甜清香的味道，很好入口，每天吃10-25cc（約1茶匙），以清晨空腹食用最佳。
2. 製作調和油：可以1：4比例與花生油、大豆油、葵花油等混合，做為廚房烹調油。
3. 當涼拌油：可涼拌黃瓜、生菜和各種水果。
4. 沖調飲品：可加入牛奶、優酪乳、蜂蜜和果汁中一起食用。
5. 添加在湯、麵、餡、菜中，當做調料。
6. 直接沾食麵包、饅頭等，美味又營養。

**烹調方式**

發煙點低於100℃，適合涼拌。

---

　　核桃被列為世界四大乾果之一，具有「大力士食品」和「營養豐富的堅果」之美稱。核桃的油脂含量高達65-70%，有「樹上油庫」的美譽。在國際市場上，核桃油被譽為「東方橄欖油」，同橄欖油一樣備受消費者青睞。

　　核桃油富含豐富的磷脂，是大腦發育不可或缺的營養素，可以促進寶寶的智力發展，維持神經系統機能的正常運作，並含有豐富的維生素A、D、E、不飽和脂肪酸和多種微量元素，極易消化吸收、貯存。核桃油中還含有角鯊烯及多酚等抗氧化物質，可以促進兒童的生長發育，提高骨質密度，並可保護皮膚，防輻射，增強免疫力，平衡新陳代謝、改善消化系統。

　　核桃油含8%飽和脂肪酸，14%$\alpha$-亞麻酸（$\Omega$-3），56%亞油酸（$\Omega$-6），22%油酸（$\Omega$-9），脂肪酸的比例相當完美，近似母乳，易被消化吸收，是兒童發育期，女性妊娠期及產後康復的高級保健食用油。酸度≤0.5，口感淡甜無異味，特別適合寶寶嬌嫩的腸胃。

Ω-3占大腦重量的20%，在體內可衍生為DHA（腦黃金），對胎兒腦部、視網膜、皮膚和腎功能的健全十分重要；而亞油酸（Ω-6）又被稱為「美容酸」，顧名思義可以促進皮膚發育和營養，也有利於頭髮的健康潤澤。此外，含有22%的油酸（Ω-9），在食用油中也名列前矛，Ω-9可以調節人體膽固醇，預防冠心病、高血壓、心臟病、心力衰竭、腎衰竭、腦出血等心血管疾病發生。

## 核桃油的嬰幼兒補腦食譜

| 年齡 | 日食用量 | 食用方法 |
|---|---|---|
| 6個月內 | 1-3ml／天 | 在米糊、雞蛋黃、米湯等輔食中添加核桃油。 |
| 6-12個月 | 3-8ml／大 | 輔食以泥糊狀和半固體食物為主，可加入蛋羹、肝泥、肉泥、蔬菜湯、稀粥等輔食中。 |
| 1-2歲 | 5-10ml／天 | 輔食逐漸由流質、半流質飲食改為固體食物，可加入稀粥、麵條、肉末、碎菜等輔食中。 |
| 2-3歲 | 5-15ml／天 | 可以食用各種質地較軟、營養全面的食物，使用核桃油烹調寶寶日常菜餚。 |

巴賽隆納教學醫院飲食與營養部主任埃米利奧‧羅斯說，每日在飲食中加入少量核桃油，可以使血液中LDL（壞膽固醇）的含量減少15%，因為核桃含有Ω-3和Ω-9脂肪酸，都是有益心血管的脂肪酸，而且Ω-3和Ω-6呈現最完美的1：4比例，也是有利於心腦血管的最佳比例。

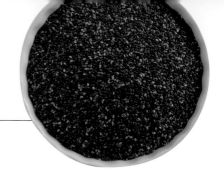

## 03 奇亞籽油　超級營養的種子之油

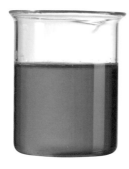

**食用方法**
1. 直接飲用，每天食用5-10cc；兒童酌減至1-5cc。
2. 滴在米飯、麵包或饅頭上，或添加到涼菜或沙拉中。
3. 加進煮熟的粥、湯、牛奶。
4. 烘焙糕點：代替氫化油或奶油烘焙糕點。

**烹調方式**
發煙點低於100℃，適合涼拌。

---

奇亞籽大概是唯一曾被拿來當貨幣使用的種子，古代墨西哥地區不但以奇亞籽當貨幣，還以奇亞籽做為對統治者的貢品和對女神的祭品，時至今日，奇亞籽更被拿來做為美國公立中小學午餐食譜，也被美國FDA特別認證為優良安全食品，並被歐盟立法確認為優良的麵包添加成分。

美國農業部資料庫中載明奇亞籽驚人的營養成分：每100克奇亞籽含631毫克鈣，是牛奶的5倍，磷含量比牛奶高11倍，鉀含量比牛奶高4.6倍，蛋白含量是牛奶的5-7倍！

如果與小麥、大米、大麥、燕麥、玉米等五穀類相比，鈣含量高13-354倍，磷含量高2-12倍，鉀含量高1.6-9倍。奇亞籽的鐵含量也是所有種子中最高的，含鐵量是菠菜的6倍、扁豆的1.8倍、牛肝的2.4倍。

奇亞籽的含油量34%，其中Ω-3高達57-63%，與紫蘇油、亞麻仁油可以並列Ω-3最高的三大油種，對心腦血管、眼睛和腦部都可以提供很大的幫助。此外，奇亞籽油還含有最完整的維生素B群，亦即B群中的每一種成分都具備了，這也是任何油種少有的。

為了保留奇亞籽豐沛的營養成分，榨取奇亞籽油最好使用家用榨油機以物理方式手工榨取，保留原始營養，榨餘的殘渣可以拿來泡豆漿、牛奶、果汁，千萬不要丟棄。

## 04 花生油　營養最全面的好油

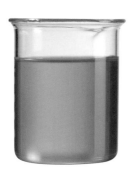

**食用方法**
1. 煮食。
2. 水炒：很多人喜歡花生油的香味，建議採用壓榨花生油進行水炒，營養成分保留較完整。精製花生油雖然發煙點高，但精製後已無營養成分，建議不要採用。

**烹調方式**
壓榨花生油發煙點160℃，不適合高溫油炸；精製花生油發煙點232℃，可以高溫煎、炸。（市售花生油有壓榨花生油和精製花生油兩種，也有添加其他油脂的調合花生油。）

　　花生是高蛋白作物，富含脂肪、卵磷脂、油醇、磷脂、膽鹼、維生素A、B、E、K和鋅、鈣、磷、鐵等元素，是營養最豐富、最全面的食用油。花生油中含20%飽和脂肪酸，1% $\alpha$-亞麻酸（Ω-3），38%亞油酸（Ω-6），41%油酸（Ω-9），Ω-9的含量比大豆油還高出一倍，約為橄欖油的一半，是少數Ω-9含量較高的油脂之一。

　　Ω-9可以提高血液中的高密度膽固醇（HDL），降低低密度膽固醇（LDL），可以預防高血脂、高血壓、動脈硬化、心臟病、腦出血等心腦血管疾病，也有延緩腦功能衰退的作用。此外，花生油中還含有甾醇、麥胚酚等對人體有益的物質，可以防止皮膚乾裂老化，保護血管壁，防止血栓形成。

　　花生油含鋅量也非常豐富，每百克含鋅元素8.48毫克，是沙拉油的37倍，菜籽油的16倍，黃豆油的7倍，特別適合男性補鋅。因此營養專家認為花生油是可以媲美橄欖油的健康食用油，更適合東方人食用。

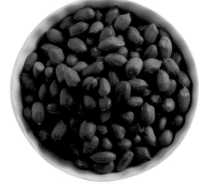

## 05 葵花油　降三高的好油

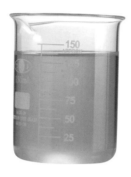

**食用方法**

1. 蒸煮。
2. 水炒：葵花油營養價值高又廉價，建議採用壓榨葵花油進行水炒，營養成分保留完整。精製葵花油雖然發煙點高，但精製後已無營養成分，建議不要採用。

**烹調方式**

- 未精緻葵花油：發煙點160℃，適合蒸煮、水炒。
- 精製葵花油：發煙點232℃，煎炒煮炸均可。

　　葵花油含有甾醇、維生素、Ω-6等多種對人類有益的物質，其中維生素E含量是所有主要植物油中最高的；葵花油清淡透明，氣味芬芳，滋味純正，人體消化率高達96.5%。

　　脂肪酸含量為：14%飽和脂肪酸，5% α-亞麻酸（Ω-3），62%亞油酸（Ω-6）和19%油酸（Ω-9），是Ω-9含量相當高的油脂，可以降低血清中的膽固醇水準，有降低三酸甘油酯，降血壓的作用；但Ω-3和Ω-6的比例高達1：12，可以搭配亞麻油、紫蘇油或深海魚油調整比例。

　　由於含有很高的維生素E，因此可以抗老防衰，對皮膚保養、皮膚外傷、潰瘍和任何皮膚病變都有很大幫助。但市售葵花油大多採化學精製法提煉，維生素E幾乎被破壞殆盡，採用物理壓榨原理的家用榨油機壓榨反而可以保留完整的營養，而且出油率也很高。

## 06
### 芝麻油　超氧好油

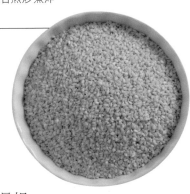

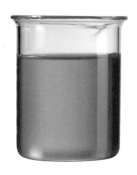

**食用方法**

1. 煮食。
2. 水炒：麻油的香味特別吸引人，建議採用壓榨黑芝麻油進行水炒，營養成分保留完整，也可享用到麻油的濃烈香氣。

**烹調方式**

- 未精製芝麻油：發煙點177℃，適合煮、水炒，不適合煎炒炸。
- 精製芝麻油：發煙點210℃，適合煎炒煮炸。

　　芝麻油含有特別豐富的維生素E和豐富的亞油酸，經常食用可調節毛細血管的滲透作用，加強人體組織對氧的吸收能力，改善血液迴圈，促進性腺發育，延緩衰老保持青春。

　　芝麻油含15%飽和脂肪酸，1%亞麻酸（Ω-3），45%亞油酸（Ω-6），38%油酸（Ω-9）；Ω-9的含量相當豐富，因此對心血管具有很好的保護作用，但Ω-3和Ω-6的比例相差懸殊，最好搭配紫蘇油或亞麻籽油等Ω-3含量豐富的油一起食用。芝麻油的消化吸收率高達98%，而且不含任何有害成分，因此是品質好，營養價值高的優良食用油。

　　芝麻油由於迷人的香氣，成為廚房中的寵兒，但芝麻油比較燥熱，多吃也容易發胖，不宜做為烹調的主要用油，最好只在特殊料理中發揮使用。

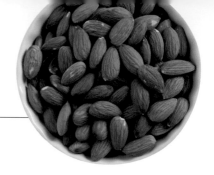

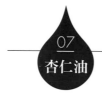

## 07
### 杏仁油　保心駐顏的好油

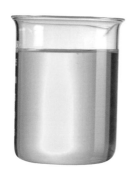

**食用方法**
1. 直接生飲。
2. 加入菜、飯、湯、麵、餡、炒菜、調料中當營養輔食，但溫度不宜超過60℃。
3. 涼拌黃瓜、生菜…等蔬果。
4. 沖泡牛奶、優酪乳、豆漿、蜂蜜、果汁等。
5. 直接沾食麵包、饅頭。

**烹調方式**
發煙點200℃，煎炒煮炸均可。

---

　　杏仁油含有高達68%的$\Omega$-9，僅次於苦茶油和橄欖油，是保養心血管極佳的食用油，此外還富含可以抗老防衰的維生素E、可以抗癌的苦杏仁，和無機鹽、蛋白質、膳食纖維及多種微量元素。

　　除了保健效果，杏仁油也是很好的保養油，富含維生素E，有很好的滋潤效果，又有溫馨的芳香味道，因此在保養品和化妝品的應用很廣泛，常被拿來做為膏霜、奶蜜、香皂的天然添加劑和精油的基底油。把杏仁油拿來直接外敷保養也有很多功用：

1.可以有效減輕皮膚騷癢現象。
2.消除皮膚紅腫、乾燥和發炎。
3.拿來按摩腹部可以消除妊娠紋。
4.杏仁油極為溫和，適合拿來當嬰兒油。
5.以杏仁油當按摩油，可加強細胞帶氧功能，消除肌肉酸痛疲勞。
6.按摩臉部，可以消除魚尾紋，眼角紋和臉部細紋。
7.可以保養頭髮，保養指甲。

## 08 松子油 增強免疫抗輻射的好油

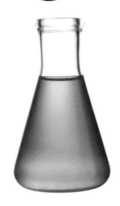

**食用方法**
1. 直接生飲，每天食用5cc左右。
2. 滴在米飯、麵包或饅頭上，或添加到涼菜或沙拉中。
3. 加進煮熟的粥、湯、牛奶、豆漿、蜂蜜、果汁等。
4. 直接沾食麵包、饅頭。

**烹調方式**
發煙點100℃以下，適合涼拌。

松子油含有大量維生素和不飽和脂肪酸。不飽和脂肪酸的含量和配比都很好。維生素主要有A、B1、B2、E等，維生素E的含量最大，不飽和脂肪酸占有效成分總量的94%以上。皮諾林酸（pinolenic acid）只存在於松子油中，不僅能夠降低膽固醇（TC）、甘油三酯（TG），升高高密度脂蛋白（HDL），而且還能抑制、消除其他不飽和脂肪酸對機體的不利影響。同時還具有抗炎、解熱、鎮痛，對抗各種真菌、病毒感染，促進中老年人排泄功能等作用。

另一種獨特成分HSB抗病毒因子具有增強免疫力，擊退癌細胞，抵禦過氧化物的功能。松子油還曾被用做蘇聯車諾比核能輻射治療的輔助治療，可以解除多種輻射綜合症狀，目前也被作為治療日常小型輻射（如電腦、手機等電器）的極佳保健食品。

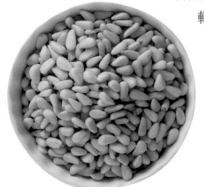

## 09 紫蘇油　Ω-3含量最高的健康好油

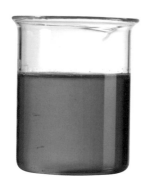

**食用方法**

1. 直接飲用，每天食用5-10cc；兒童酌減至1-5cc。
2. 滴在米飯、麵包或饅頭上，或添加到涼菜或沙拉中。
3. 加進煮熟的粥、湯、牛奶。
4. 烘焙糕點：代替氫化油或奶油烘焙糕點。
5. 製作調和油：紫蘇油的Ω-3含量很高，可以跟大豆油、花生油、菜籽油、葵花油等Ω-6含量較高的烹飪油，依1：5至1：10的比例混合，變成脂肪酸配比均衡的調和油。
6. 食療秘方：取5-10cc紫蘇油和一盒優格攪拌均勻後食用，這是歐美相當風行的防癌食療秘方。

**烹調方式**

發煙點240℃，煎炒煮炸均可。

---

　　紫蘇油是所有食用油中，Ω-亞麻酸（Ω-3）含量最高的油種，被稱為「陸地上的深海魚油」，也是唯一藥食同源的療效之油。

　　其主要成分有Ω-3、棕櫚酸、Ω-6、Ω-9、硬脂酸、維生素E，18種氨基酸及多種微量元素。Ω-3可以衍生DHA（被喻為「血管清道夫」）和EPA（被喻為「腦黃金」），可見紫蘇油的珍貴；有關紫蘇油療效的研究很多，被證實的療效有：

1. 降膽固醇、抗血栓：Zhara等人研究證明，紫蘇油可以控制人體內血小板凝集，降低血液中的中性脂質，清除膽固醇，防止血栓形成。

2. 提高記憶力：Ω-3所合成的DHA大量存在於大腦皮層、視網膜和生殖細胞中，能促進腦神經細胞突觸生長，改善記憶力。

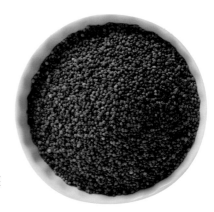

3. 抗衰老：美國專家Watababe試驗發現，攝取紫蘇油可明顯提高紅細胞中超氧化物歧化酶（SOD）的活力，對延緩機體衰老有明顯作用。

4. 抗過敏作用：Horri 及日本名古屋市立大學奧山教授等研究證明，給小白鼠餵食紫蘇油，可以使過敏物質明顯減少。

5. 抗癌作用：紫蘇油能明顯抑制乳腺癌的發病率，還可降低結腸癌的發生。

6. 降脂降壓：紫蘇油裏豐富的Ω-3具有降低血清中膽固醇、甘油三酯、低密度脂蛋白和極低密度脂蛋白的作用，從而抑制血栓形成，預防心肌梗塞和腦梗塞。此外，Ω-3還可以降低血液粘稠度、提高血液攜氧量，抑制甘油三酯的合成，促進體內各種脂質的代謝，所以紫蘇油降脂降壓的效果特別明顯，尤其是高血脂及臨界性高血壓的效果更為突出。

7. 保肝護肝：紫蘇油中的Ω-3能有效抑制脂肪合成，並分解脂肪將其排出體外，每天食用可以預防脂肪肝的形成。

8. 健腦益智、保護視力：Ω-3是神經細胞合成的基礎原料之一，是決定腦部發育的關鍵性營養素，被稱為「腦黃金」，正確補充Ω-3，可使嬰幼兒智商智力提高20%~30%。DHA是Ω-3的衍生物之一，補充Ω-3比直接補充DHA優勢，因為Ω-3是DHA的前體，可根據人體所需最大限度的提供DHA。

## 10 菜籽油　脂肪酸比例最完美的好油

油麻菜籽榨出的油稱為菜籽油，也稱為芥花油、芥菜籽油，是全世界消耗量最大的三大油種之一。菜籽油含飽和脂肪酸9%，多元不飽和脂肪酸的α-亞麻酸（Ω-3）14%，多元不飽和脂肪酸的亞油酸（Ω-6）22%，單元不飽和脂肪酸的油酸（Ω-9）含量高達55%，僅次於橄欖油和苦茶油。

從整體脂肪酸的比例分析，菜籽油是相當好的食用油，因為總體不飽和脂肪酸高達90%左右，人體最需要的單元不飽和脂肪酸高達55%，多元不飽和脂肪酸Ω-3和Ω-6的比例只有1：1.5，在所有食用油中幾乎是脂肪酸比例最完美的好油，對心血管提供了最好的保護作用。此外，人體對菜籽油的消化吸收率高達99%，最容易被人體正常吸收和代謝，最適合肝膽功能不佳的病人食用。但菜籽油中含有大量芥酸和芥子甙等物質，必須在製造過程中以沉澱或過濾方式加以去除，否則會對人體的生長發育不利。

市售的菜籽油絕大部分採化學精製法提煉，但也可以採用簡單的家用榨油機壓榨出來，壓榨效果很好，出油率也很高。

## 11 大豆油　補腦、補心、補神經的三補好油

　　大豆油（黃豆油）是世界上產量最多的油脂之一，市面上販售的沙拉油主要成分就是大豆油。含有16%飽和脂肪酸，5-7% $\alpha$-亞麻酸（Ω-3），50-55％亞油酸（Ω-6），22%油酸（Ω-9）；單元不飽和脂肪酸含量還不錯，有降低血清膽固醇，預防心血管疾病的功效，但Ω-3和Ω-6的比例達到1：9，比例有些失衡，可以再搭配亞麻籽油、紫蘇油或深海魚油等Ω-3含量較高的油種。

　　大豆油也含有豐富的維生素E和卵磷脂，有益大腦、心血管和神經的生長發育，並有美化肌膚、延緩衰老的功效，而且人體對於大豆油的消化吸收率高達98%，是相當不錯的三補好油，可惜含油率較低，市售的大豆油和沙拉油幾乎全是化學精煉而成，營養價值已經喪失殆盡，唯有採用物理壓榨法的家用榨油機可以保留大豆的營養，所幸黃豆價格低廉，雖然出油率不高，但整體而言還算經濟划算。

# 健康用油的十大法則

長期以來我們都把油當做一種單純的烹調用品，很少考量用油的安全和油品本身具有的營養價值，因此不但吃不出健康，還常常吃出問題來。其實只要掌握幾個基本原則，就可以吃得安全又健康。

❶ 每天油質攝取量約15-30cc，大約一顆雞蛋的量，佔總熱量的20%左右。60%的脂肪已經藏在我們食用的肉類和堅果類裡面，剩下的40%才需要額外補充。因此不要攝取過多，無論植物油或動物油，每公克都含有9卡熱量，攝取過多，即使植物油也會使人發胖。

❷ 按照正確的脂肪酸攝取比例來攝取油，尤其有三高或已經罹患心血管疾病的人，更要遵循正確的脂肪酸比例來攝取油脂。

❸ 同時食用3-5種油，並時常更換油種，因為不同的油有不同的營養成分。

❹ 非素食者，可以同時攝取動、植物油，動物油少一點，植物油多一點，不要只偏食動物油或植物油。

❺ 購買市售油千萬不要貪便宜，因為便宜沒好貨，裡面摻假劣油的機會很大。

❻ 盡量自己榨油，比較營養、健康、新鮮、安全、省錢、好調配。

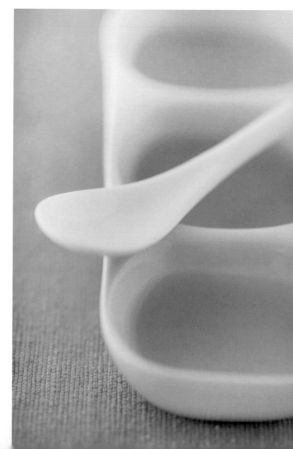

❼ 避免使用回鍋油,回鍋油不但營養盡失,還會產生很多致癌物。

❽ 買油或白榨油都要少量多樣,久放的油容易氧化變質,不變質的油反而有問題。

❾ 油壺用完必須馬上蓋好,避免氧化,最好的保存方式是放在冰箱裡冷藏。

❿ 根據本身的身體狀況,挑選合適的油種,比如三高者,少吃動物油,多吃Ω3和Ω9較高的油種,孕婦多吃亞麻籽油,可以給胎兒補腦補眼,產婦少吃芝麻油,改吃苦茶油,避免產後肥胖,吃油是一門學問,花點時間瞭解,可以確保健康。

## 烹調用油的使用原則

1. 油燒七分熱就好,不要熱到冒煙才將食物下鍋。
2. 依照油的發煙點調理食用油,以免造成油脂高溫變質。
3. 少用油炸、油爆、油炒、油煎,多用清蒸、涼拌、水煮、入涮,可以保留油脂和食物的營養。
4. 使用小油瓶裝少量油供烹調使用,用完再從大油桶分裝出來,避免使用大桶油因經常打開瓶蓋,不斷接觸空氣,造成氧化變質。
5. 使用不沾鍋、微波爐或最新的無油炸鍋,可以少用一些潤鍋油。

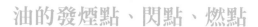

# 油的發煙點、閃點、燃點

　　每一種油的耐熱程度不同，烹調時必須知道油品的發煙點，油脂加熱至發煙點，品質即開始劣化；發煙點通常作為油脂精製度與新鮮度的指標。用來油炸的油脂發煙點應大於190-200℃以上；若反覆使用的油脂發煙點會下降。游離脂肪酸越多，三點越低，其中發煙點是選擇油炸油的最重要指標，一般油炸食物的溫度約在190℃，因此選擇的油炸油發煙點最好在190℃以上。

**發煙點** 指油脂加熱到剛起薄煙時的溫度，這種煙帶藍色，是油脂的分解產物。

**閃點** 指油脂加熱到點火時能發火，但不能繼續燃燒的溫度。

**燃點** 指油脂加熱到點火時至少可以燃燒5秒鐘的溫度。

## ／ EX：大豆油的發煙點、閃點、燃點 ／

| 種類 | 發煙點 | 閃點 | 燃燒點 |
| --- | --- | --- | --- |
| 壓榨法大豆原油 | 160 | 296 | 349 |
| 化學浸出法大豆油 | 245 | 328 | 363 |

　　油煎和油炸都需要比較高的發煙點，但即使用比較耐熱的油品，煎炸都不是健康的烹調方式，專家建議盡量使用涼拌、水煮和中小火油炒，油炒時還可以改用水炒的方式，就是使用一點油加半杯水來炒菜，可以使發煙點降到100℃以下，確保油品不會變質，而且很多發煙點不高的好油都可以拿來炒菜了。

## 各種油脂的發煙點（攝氏℃）

### 適合涼拌

| | |
|---|---|
| 亞麻籽油 | 100℃以下 |
| 南瓜籽油 | 100℃以下 |
| 核桃油 | 100℃以下 |
| 奇亞籽油 | 100℃以下 |
| 松子油 | 100℃以下 |
| 特級初榨橄欖油 | 100℃以下 |

### 適合蒸煮、水炒

| | |
|---|---|
| 未精製菜籽油 | 107℃ |
| 純橄欖油 | 132℃ |
| 牛脂 | 145℃ |
| 未精製花生油 | 160℃ |
| 未精製玉米油 | 160℃ |
| 未精製大豆油 | 160℃ |
| 未精緻葵花油 | 160℃ |

### 適合中小火煎炒

| | |
|---|---|
| 未精製椰子油 | 177℃ |
| 未精製芝麻油 | 177℃ |
| 未精製奶油 | 177℃ |
| 未精製豬油 | 182℃ |
| 酥油 | 182℃ |

### 適合中大火烹調

| | |
|---|---|
| 精製橄欖油 | 191℃ |
| 杏仁油 | 200℃ |
| 棕櫚油 | 206℃ |
| 乳酪，奶油 | 207℃ |
| 精製芝麻油 | 210℃ |
| 精製棉籽油 | 216℃ |
| 未精製葡萄籽油 | 216℃ |
| 精製豬油 | 220℃ |
| 精製紅花油 | 229℃ |
| 精製葵花油 | 232℃ |
| 精製花生油 | 232℃ |
| 精製玉米油 | 232℃ |
| 精緻椰子油 | 232℃ |
| 精製起酥油 | 232℃ |
| 精製菜籽油 | 240℃ |
| 大豆沙拉油 | 245℃ |
| 蓬萊米油 | 250℃ |
| 未精製苦茶油 | 252℃ |
| 米糠油 | 254℃ |
| 精製紅花籽油 | 266℃ |

（參考資料：1.「食物學原理與實驗」；謝明哲、劉珍芳、郭鈺安、施純光等著。2.「食用油發煙點資料來源：食品加工學；P604」； 施明智等三人著；2013.04；五南出版）。

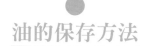

# 油的保存方法

　　植物油因為大多屬於不飽和脂肪酸，不飽和脂肪酸較易氧化，因此植物油比動物油更不容易保存。市售植物油大多經過抗氧化處理，以延長保質期，最常使用的方法是加入BHA和BHT等抗氧化劑，或直接把油氫化，變成反式脂肪。使用家用榨油機自榨油當然不會加入抗氧化劑，因此不要一次榨太多，還要預防油的五怕，才不致氧化變質。

1. 預防空氣：隨時將油罐、油瓶、油壺上蓋密封，以免經常打開接觸空氣，導致氧化變質。
2. 預防高溫：油品要避免高溫，遠離爐邊，使用後最好放置冰箱冷藏。
3. 預防光線：使用深色或可以遮光的容器，避免陽光或強光照射。
4. 避免金屬：二價金屬離子，如二價鐵和二價銅都會促進油脂氧化，應避免使用銅製或鐵製的容器，以避免金屬離子的催化作用。
5. 預防水溼：水會加速油的氧化，因此要避免放置水槽旁邊。

　　總之，油有五怕，怕光、怕熱、怕水、怕空氣、怕金屬，盡量避免這五怕，就可以延緩氧化時間，放置冰箱冷藏是很好的保存方式。


## 油脂保存祕技

1. 及時清除油內的沈澱物和雜質，以減少游離脂肪酸。
2. 維生素E是很好的抗氧化劑，可使用一粒維生素E膠丸，刺破後加入500毫升食用油中，攪勻，有助於防止食油變質。
3. 在油中放入萬分之三的丁香或萬分之二的生薑，可防止油脂產生臭味。
4. 用過的油不要倒入新油中。

5. 花生油特殊保存方式：將花生油或大豆油入鍋加熱，放入少許花椒、茴香，待油冷之後，倒進搪瓷或瓷製容器中存放，油就可以久存不變質。

6. 豬油特殊保存方式：豬油熬好後，趁未凝結之前，加進一點白糖或食鹽，攪拌後密封，可久存不變質。

7. 小磨香油特殊保存方式：小磨香油在貯存過程中容易酸敗、失香。把香油裝進小口玻璃瓶內，每500克油加精鹽1克，將瓶口塞緊，不斷地搖動，使食鹽溶化，放在暗處3天左右，再把沉澱後的香油倒入洗淨的棕色玻璃瓶中，擰緊瓶蓋，置於避光處保存，隨吃隨取。要注意的是，裝油的瓶子切勿使用橡皮等有異味的瓶塞。

## 氧化的油不能再食用

食用油氧化之後會產生許多不好的物質，千萬不能再食用。

1. 產生有害過氧化物，使接觸的菜餚營養價值降低。
2. 消化率降低。
3. 產生油嗆味：因為產生多種醛、酸、酮等物質而產生油嗆味，直接影響口味而且有害健康。
4. 油色變深，黏稠度增加。
5. 起泡性增加，發煙點降低，更容易在油炸中裂解變質，產生致癌物。
6. 破壞維生素A和C。

## 如何選擇市售油

1. 檢查包裝：注意包裝上的品牌、油脂等級、品質標準代號、生產廠家基本資料、有無化學性配料、是否調和低價油、封口是否嚴密、酸價是否合格、是否已過保質期。

2. 廠商信譽：盡量選擇大品牌、大廠家和有信譽的企業，品質較有保障。

3. 視覺判斷：在燈光下觀察，優質的食油會呈透明而不渾濁，光亮度越高越好；顏色應呈淡黃色、黃色或棕黃色，精煉油的色澤越淺越好，顏色深代表精煉度不高，品質較差，有機溶劑殘留量可能較高。

4. 氣味鑑定：不同品種的食油都有各自獨特的氣味，可以蘸一點油在手心，兩手搓至發熱後用鼻聞，如果有異味就是劣質油，有油嚛味或酸臭味代表已經變質。如果摻假油，比如在純花生油中摻雜棉籽油，可以聞出棉籽油的氣味；如果在食油中摻入米湯、麵湯、澱粉等，可以取少許油，加入幾滴碘酒，就會呈現藍紫色或藍黑色。

5. 味覺測試：用手指沾少許油入口品嚐，優質油滋味純正，帶有油香味。如果出現酸、苦、辣、澀、麻等異常味道，就是劣質油。

6. 查看水分：油中若含水會容易氧化、混濁、酸敗變質。檢查油中是否含水分，可以將油倒入玻璃瓶中，擰緊瓶蓋，上下振盪，如果油呈現乳白色，代表油中有水，乳色越濃，含水越多。也可將油放入鍋中加熱，水分較多時會出現泡沫，油水會爆濺，並發出「吱吱」聲，還會出現刺辣苦味的油煙。

7. 是否沉澱：市售化學精煉的油不應出現沉澱和懸浮物，如果油中出現濃稠的沉澱物或雜質，表示油質較差或已變質。自榨油大部分會產生沉澱後的油泥，屬正常情況。

8. 加熱測試：較差的油在鍋中加熱後會爆濺、冒煙、起泡沫，煎炸的食品呈黑暗色，油中還會出現「豆花」狀物。品質好的油穩定性好，耐高溫，無油煙，煎炸時食品不易變黑。

9. 注意查看標籤上是否有「轉基因」或「基因改造」或「浸出」等字樣。

# PART
# 4

要常攝取的3種五星級好油

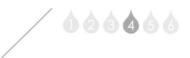

到日本旅遊的人可以在沃爾瑪、伊藤、伊勢丹等超市看到各種品牌的亞麻籽油和南瓜籽油，這兩種非烹調用油被包裝成較小的瓶罐，不但品類繁多，而且很受白領階級和電腦族的喜愛。現代人由於長時間面對電腦和手機，視力、腦力和身體健康都受到嚴重威脅，為了對付這個普遍的問題，日本人發現最有效的方法不是按摩、喝紅蘿蔔汁，而是多吃亞麻籽油。原來這兩種油不但補腦、補眼、補身體，營養特別全面和豐富，而且正好彌補其他油類所欠缺的成分和脂肪酸比例，堪稱食用油中的超級食物。

從去年（2014）台灣發生餿水油事件以來，很多關心食材的人們開始上山下鄉，到處尋找現榨的安全好油，尤其是現榨的苦茶油更是熱門，國人為何如此喜好苦茶油？進一步研究發現，原來苦茶油是台灣食用已有上百年的另一種超級食物。以下將針對三種超級好油，做較為詳細深入的介紹。

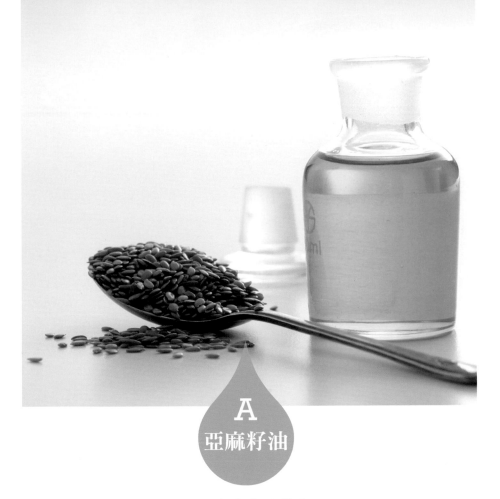

## A 亞麻籽油

### 孕婦之寶與腦黃金

漢朝張騫出使西域，首度將亞麻籽帶回中國，因此中國古代將亞麻籽稱為胡麻。亞麻籽油是Ω-3多元不飽和脂肪酸含量最高的陸地植物，含有豐富的Ω-3，也稱為月子油，營養價值很全面，小孩、老人和孕婦都很需要它所蘊含的珍貴營養成分。

### 從Ω-3認識亞麻籽油

多元不飽和脂肪酸是人體必備的營養成分，卻又無法自行合成，必須從體外額外補充，因此被稱為必需脂肪酸。

多元不飽和脂肪酸有兩種：Ω-3家族和Ω-6家族。早期認為Ω-6非常重要，應該多多補充，而廚房中最常使用的大豆油、葵花油、玉米油、花生油、黑芝麻油都是Ω-6含量較高的食用油，後來發現單獨吸收太多Ω-6反而不利心血管，必須吸收相對比例的Ω-3加以平衡，但是含有Ω-3的植物油相對較少，也很少被使用在烹調中，因此極易造成多元不飽和脂肪酸的不均衡狀態。

Ω-3和Ω-6的最佳比例是1：1到1：4；但一般的膳食習慣都吸收太多Ω-6，歐美國家的日常膳食中，兩者的比例甚至呈1：30至1：40的極不平衡狀態，因此對心血管健康造成極大威脅；而亞麻籽油Ω-3含量高達52%，因此多吃亞麻仁油正好可以調整這種失衡的狀態。

亞麻籽油因為含有豐富的Ω-3，被認為是陸地上最補腦、補眼和補心的天然食物，因Ω-3在體內會衍生出DHA和EPA。DHA被稱為「腦黃金」，它是大腦細胞和視網膜最重要的組成成分，人類大腦組織中20%的成分是DHA；人類視網膜中的脂類物質更有40%成分是DHA。EPA被稱為「血管清道夫」，對心血管提供最好的保養作用。因此孕產婦和嬰幼兒應該多多攝取亞麻籽油，對嬰幼兒的智力和視力的健康成長可以發揮關鍵性的作用，中老年人多吃亞麻籽油則可以即早預防老年癡呆症。

## 亞麻籽油的重要營養成分

亞麻籽油中的粗蛋白、脂肪和總糖成分佔總含量的84.07%，這三類營養成分中又蘊含很多有效成分，可以對人體發揮很大的保健功能。

1. 胺基酸：亞麻籽蛋白質中的氨基酸種類齊全，其中的必需氨基酸含量高達5.16%，使亞麻籽油成為一種營養價值相當高的植物蛋白質。
2. 多糖：亞麻籽油中含有大量多醣，有抗腫瘤，抗病毒，抗血栓，降血脂的作用。
2. 維生素E：維生素E是很強的自由基清除劑，可以抗氧化，抗老防衰。

3. 類黃酮：每100公克亞麻籽油中含有23mg類黃酮。類黃酮有降血脂，抗動脈粥狀硬化的作用。

4. 木酚素（Lignan）：亞麻籽油中含有豐富的木酚素，木酚素是一種植物雌激素，有抗菌、抗濾過性病毒、抗真菌、抗乳癌、抑制大腸癌的作用。

5. 非皂化素：亞麻籽油的非皂化物含量有8.26%，說明在亞麻籽油中存在數量可觀的高級脂肪醇、甾醇和羥類等營養成分。

6. 微量元素、礦物質：亞麻籽油中含豐富的微量元素和礦物質，其中鉀含量甚至比一些高鉀食物如柳丁、花生仁、蝦米等的鉀含量還高出很多。鉀與維持人體正常血壓有密切關係。亞麻籽油中的鋅含量也較高，鋅是人體必需的微量元素，對男性性功能提供很大的助益。

由於亞麻籽油具有如此豐富的營養價值，因此被廣泛使用於很多加工食品、保健品甚至藥品的原料成分。（百度百科）

## 亞麻籽油的神奇功效

由於亞麻籽油所蘊含的多種營養成分，世界各國已經有很多動物實驗和臨床實證證實亞麻籽油對人體生理的各種功效。

❶ 亞麻籽油是孕產婦最重要的黃金食物

Ω-3被世界衛生組織確認為人體必需脂肪酸，是構成人體細胞的核心物質。孕婦可以通過胎盤、產婦通過乳汁將攝取的Ω-3傳送給胎兒或嬰兒。母體和胎嬰兒在攝入Ω-3之後，在多種酶的作用下，通過肝臟代謝產生DHA和EPA。

妊娠末三個月和出生後頭幾周是腦組織快速合成期，這段時間胎幼兒的大腦迅速生長發育，極需從母體或母乳中攝入足夠的Ω-3以供大腦正常發育之用。孕產婦如果能把握這段黃金時期攝入足量的Ω-3，就能使胎幼兒的腦神經細胞和視神經細胞發育好、數目多、功能強，還能奠定胎幼兒身

體機能和形體發育，對先天發育不良的胎兒和早產兒，還能促使其機能發育達到正常水準。

世界衛生組織建議孕產婦最好每天補充1300毫克Ω-3，因根據世界衛生組織的研究，Ω-3對孕產婦可以產生多達16個正面作用，其中最重要的是：控制基因表達、優化遺傳基因、轉運細胞物質原料、控制養分進入細胞、影響胎幼兒腦細胞的生長發育、提高神經系統功能、提高智商、增強視力、促進體格增長。此外，美國食品藥品監督管理局（FDA）還進一步認證Ω-3對孕產婦具有以下功能：

（1）預防胎兒畸形和先天發育不良；

（2）減輕妊娠反應，減少妊娠紋；

（3）促進泌乳，提高乳汁營養品質；

（4）預防妊娠性糖尿病、便秘等；

（5）預防產後抑鬱症；

（6）增強孕產婦身體抵抗力；

（7）控制孕產婦體重，促進產後皮膚和體形恢復正常。

❷ 預防心腦血管疾病

通過給大鼠Ω-3飼料、Ω-6紅花油飼料及普通飼料，比較其對血小板聚集的抑制能力，結果發現，Ω-3比其他兩組明顯更具抑制血小板聚集的能力。

大量的基礎研究、流行病學調查、動物試驗和臨床實驗都已證實，Ω-3對人體心腦血管疾病具有三種預防功能：

（1）預防心腦血管疾病：當血液中的低密度膽固醇過多會造成血小板凝集，在心臟冠狀動脈和腦血管形成血栓，引起心肌梗塞和腦梗塞，從而導致死亡。因此心腦血管疾病都從血栓的形成開始。Ω-3可以改善血小板膜流動性，因此能有效防止血栓的形成，預防心腦血管疾病的發生。

（2）降血脂：Ω-3的代謝產物DHA和EPA對血脂代謝有溫和的調節作用，能促進血漿低密度脂蛋白（簡稱LDL，也稱為低密度膽固醇或壞的膽固醇）轉化為高密度脂蛋白（簡稱HDL，也稱為高密度膽固醇或好的膽固醇），使低密度脂蛋白（LDL）降低，高密度脂蛋白（HDL）升高，從而達到降低血脂，防止動脈粥樣硬化的目的。

（3）降低臨界性高血壓：血壓在145/90mmHg~160/95mmHg之間稱為臨界性高血壓，也是初期性高血壓。長期服用降壓藥容易引起許多不良反應。Ω-3的代謝產物可以擴張血管，增強血管彈性，從而起到降壓的作用。

❸ 調節痛風及尿酸性腎臟病

痛風是一種慢性代謝紊亂疾病，主要特徵是體內尿酸鹽生成過多，或腎臟排除尿酸功能不足，從而引起血液中尿酸鹽濃度過高，臨床上稱為高尿血酸症。亞麻籽油中富含的Ω-3可使尿酸合成減少，不易沉澱在關節部位和腎臟，不發生炎症而發揮預防痛風和尿酸性腎病的作用。

❹ 抗癌功效

Ω-3脂肪酸是亞麻籽油中的防癌、抗癌成分，可以減少因壓力所產生的有害生化物質；亞麻籽油含有木酚素，可以調節體內激素含量，緩解更年期帶來的不適症狀，並能抑制卵巢雌激素合成，降低乳腺癌發生機率。

❺ 保護視力

視網膜中的視細胞外節含DHA特別多，DHA含量一但缺乏，視力就顯著下降。

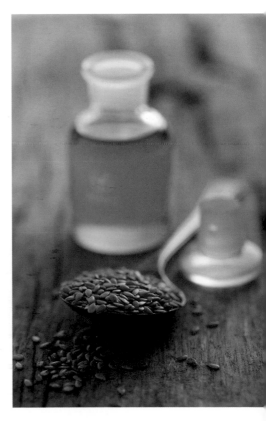

因為視網膜碰到光就起化學反應，由此而產生電位變化，通過視神經傳

到腦部。分別用Ω-6系列的紅花油和Ω-3對大鼠進行兩代飼養，然後給予強度不同的光，產生電位變化，來比較細胞膜電點陣圖α波和b波的大小（振幅），以確定網膜反射能，結果顯示，振幅的大小與Ω-3的含量相對應。再以猴子做實驗，同樣可以證明Ω-3缺乏就會導致視力下降。

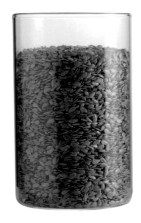

**⑥ 增強智力**

把三組幼鼠同時餵以紅花油、大豆油和含Ω-3的亞麻籽油，待幼鼠11周時進行智力測驗，結果三組外觀無異常，成長率也無異常，但在明度識別學習能力實驗中，Ω-3食群的正反應率明顯高於另兩組。由此可見在妊娠期和哺乳期給予胎幼兒補充Ω-3對智力的影響有多麼重要。

**⑦ 抑制過敏反應**

由於環境的變異，花粉過敏、食物性過敏、特異性濕疹和哮喘的罹患人口不斷增加。日本厚生省調查發現，小學生每3人中就有1人患有特異性過敏。幼稚園小孩更超過40%。實驗證明，過敏反應是由於食物的必需脂肪酸比例變化所引起。給大鼠高Ω-3和Ω-6（紅花油）飼料做對比，經過兩代飼養結果顯示，Ω-3會使白細胞遊走作用減弱，過敏炎症的血小板活動受到抑制；相反的，紅花油會使支氣管哮喘反應增強。

**⑧ 抗炎作用**

流行病學調查發現，愛斯基摩人罹患牛皮癬和支氣管哮喘的比例只有丹麥人的1/25和1/9。臨床研究發現牛皮癬的發病機理主要由花生四烯酸代謝紊亂所致，而攝入一定量的Ω-3後症狀明顯改善。Payan等發現，Ω-3能使T淋巴細胞反應增加，因而強化人體的抗炎能力。

**⑨ 抑制癌症的發生和轉移**

**（1）抑制癌症的發生：**

動物實驗發現，給與化學致癌動物大量的高亞油酸玉米油，其肺癌發病

酮症酸中毒。Ω-3在人體內可調節脂類代謝，抑制併發症，降低酸、酮中毒的機率。同時Ω-3對人體各器官及神經系統的保護作用和增強作用對糖尿病人大有裨益。

⑫ 減肥功效

Ω-3脂肪酸可以抑制食欲，使食物在胃內留存的時間加長，這是因為消化脂肪所需要的能量比消化碳水化合物和蛋白質都大，於是胃的工作時間也相對延長，促使腸道分泌出一種腸促胰酶肽的激素，對大腦發出停止進食的信號。亞麻籽油的最神奇之處在於，它並不會以脂肪的形式堆積在體內，因為人體利用Ω-3脂肪酸來維護全身75萬億個細胞的細胞膜，使它們保持完整和發揮正常的功能。它維護著我們的頭髮、指甲、關節和皮膚的健康。因為我們的身體到處都用得著它，所以它不會以脂肪的形式堆積起來。地球沒有一種脂肪能像Ω-3這樣受到人體的歡迎和利用了。

此外，賓州大學和湯瑪斯·傑弗遜大學的研究也證實，在所有的營養物質中，亞麻籽油中的Ω-3最能阻止饑餓感，使人有飽脹感，從而減少食物的攝取。亞麻籽油除了能抑制食欲以外，人體還用亞麻籽油來啟動裹在主要器官周圍，處於人體深處的褐色脂肪，能啟動體內的褐色脂肪，就會消耗掉更多的脂肪，從而大大加快新陳代謝。

⑬ 陸地補腦食物

人的大腦組織中主要成分為脂類物質，其中約占總量20%的成分為Ω-3；而人的視網膜中的脂類物質中，約有40%的成分為Ω-3。嚴重缺乏Ω-3不飽和脂肪酸將影響記憶力和思維力，影響嬰幼兒的智力發育，有可能造成腦萎縮、智障、老年癡呆、腦神經發育不良等疾病，輕者可引發抑鬱、腦疲勞、視網膜老化和學習及工作能力下降等症狀。

亞麻籽油含有豐富的Ω-3不飽和脂肪酸，含量高達52%，是目前已知陸地上Ω-3不飽和脂肪酸含量最高的植物之一。因而，亞麻籽油被認為是陸地上最補腦的天然食物，它對嬰幼兒的智力發育、青少年提高記憶力、中老年健腦以及預防老年癡呆具有重要的作用。

## ⑭ 預防老年癡呆

對於老年人，為了預防老年癡呆症等腦血管病和高血脂，可以在做菜時使用幾勺亞麻籽油。亞麻籽油含有豐富的亞麻酸，亞麻酸在體內可以氧化成支配大腦運轉的DHA，提供給大腦充足的營養。體內如果缺乏亞麻酸，很容易導致Ω-3脂肪酸攝入的不平衡，從而引起腦萎縮，對老年人來說，缺乏亞麻酸也會增加老年癡呆的發生機率。亞麻酸對於高血脂的生成也有很好的抑制作用。

### 如何食用亞麻籽油

1. **低溫烹飪**：單獨使用或與日常食用油調和烹調。
2. **湯粥調味**：在煮熟的粥、湯中加入亞麻籽油。
3. **巧拌涼菜**：用亞麻籽油調涼菜、拌沙拉。
4. **烘焙糕點**：以亞麻籽油代替普通食用油或奶油烘焙糕點。
5. **混合食用**：在優酪乳中直接加入亞麻籽油混合食用。
6. **直接服用**：成人每日攝入**15-20cc**，兒童酌減至**5-10cc**。
7. **調綜合油**：**1**份亞麻籽油＋**2**份花生油或其他食用油。

### 烹調注意

亞麻籽油發煙點較低，適合涼拌或直接生食；如果將亞麻籽油（少量）與其他植物油（多量）調合後，用來炒菜也是可以的，但炒菜時注意掌控油溫，不能過高（建議熱鍋冷油或油在鍋底湧動或泛起波瀾時趕緊放菜），不宜將亞麻籽油拿來煎炸。

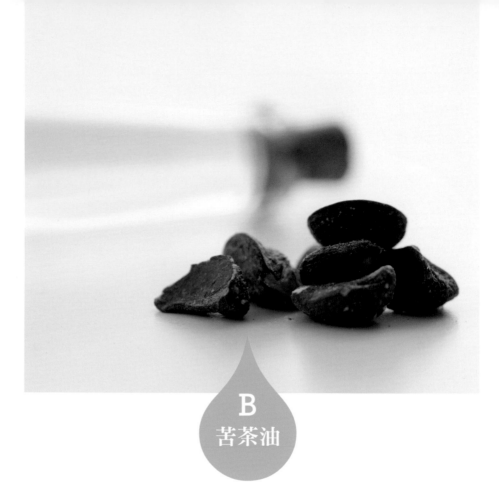

### B
### 苦茶油

## 特級東方橄欖油

　　仔細比對苦茶油和橄欖油的脂肪酸結構，兩種油的脂肪酸結構比例幾乎一模一樣，因此有「東方橄欖油」之稱；但苦茶油的發煙點比橄欖油高得多，橄欖油不適合高溫煎炸，苦茶油可以煎炒煮炸，這是比橄欖油更大的優勢。

## 世界級的長壽油

　　苦茶油在日本、美國、臺灣、中國都被冠以「長壽油」的稱號。根據中國官方醫學單位對其國內65個縣區人群流行病學調查結果發現：長期食用

苦茶油的地區居民，罹患冠心病和癌症的比率明顯偏低，因此苦茶油在中國也有「長壽油」的稱號。

對愛美人士來說，苦茶油能抗紫外線、防止曬斑、淡化黃褐斑和曬斑、減少皺紋，主因是苦茶油中不飽和脂肪酸的含量高達93%，而不飽和脂肪酸又被稱為「美容酸」，長期食用可以使皮膚光滑、潤澤。對孕婦和產婦而言苦茶油是最佳補品，可以提高人體酶的活性，增加生育酚的分泌，改善體質，強化母體免疫機能，從而提高母乳量，把更多的營養物質和免疫物質帶給寶寶，保證幼兒骨骼發育與智力發展。孕婦在產後食用苦茶油還有助於消除懷孕期間積累的小腹脂肪，幫助迅速恢復身材；因此台灣民間把苦茶油稱為「月子油」。

苦茶油很多優點在日常生活中很容易立即體現，比如早晨醒來喝一小杯苦茶油對胃黏膜發炎引發的胃潰瘍幾乎立即有效，口腔粘膜發炎引起的口腔皰疹只須擦一兩次就可見效，最近流行的「油漱法」也多以苦茶油為主，可以保養牙齦，清潔牙齒，改善老人癡呆症；孕婦在腹部逐漸隆起時開始按摩苦茶油，一直延續到產後，幾乎可以保證不會產生妊娠紋，月子餐不用麻油，改用苦茶油可以讓產後身材很快恢復正常，這些都是民間口耳相傳，累積眾多臨床經驗所得到的結論。

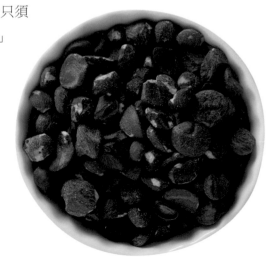

## 油漱法

近期有許多牙科醫生、自然醫學專家、媒體紛紛推薦利用植物油含在口中漱口保健的方法，包括使用苦茶油漱口可以改善口臭、口腔黏膜發炎、牙齦出血等症狀，

使用椰子油漱口可以使牙齒潔白、牙齦健康，甚至有國外醫學報導可以改善老人失智症.建議：如因口腔黏膜發炎，口腔皰疹，口腔破皮，口臭，牙結石，牙周病等口腔問題，可以使用苦茶油漱口；如想預防老人癡呆症，補充腦部營養，預防三高，預防糖尿病，可用亞麻籽油漱口，藉由舌下吸收，可吸取大量 $\alpha$ 亞麻酸成分。

## 營養成分

苦茶油含有單元不飽和脂肪酸、山茶苷、磷酸質、皂苷、維生素E、維生素D、茶多酚、山茶甙、山茶皂甙、角鯊烯、蛋白質、玉蕊醇、礦物質鉀、磷、鎂、鈣⋯⋯等天然營養成分。

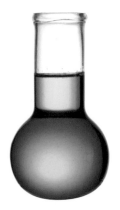

## 苦茶油的主要脂肪酸比例

1. 油酸（Ω-9單元不飽和脂肪酸）　78-86%
2. 亞油酸（Ω-6多元不飽和脂肪酸）　8.6 %
3. 亞麻酸（Ω-3多元不飽和脂肪酸）　0.8-1.6 %
4. 棕櫚酸（飽和脂肪酸）　8.8 %
5. 硬脂酸（飽和脂肪酸）　2.0%

## 苦茶油對人體的保健功能

苦茶油含有多種功能性成分，長期食用對人體各大器官系統可以發揮良好的保健效果。

**❶ 預防心血管疾病：**

美國心臟協會在對現代飲食的研究中發現：中國南部尤其是廣西、江西、浙西山區居民的心血管疾病死亡率最低，也是歷史上長壽之鄉較多的地方。而芬蘭和美國兩國心血管疾病死亡率是世界最高，仔細分析比對兩者的飲食內容發現，最顯著的差異就在攝取脂肪類別的不同，芬蘭和美國以肉食為主食，明顯攝取高比率的飽和脂肪酸，而江西等山區居民以苦茶油為主要脂肪來源，攝取高量的單元不飽和脂肪酸。現代醫學證明：單元不飽和脂肪酸能防止動脈硬化、高血壓、心臟病、心力衰竭、腎衰竭、腦出血等心血管疾病。

**❷ 改善消化系統功能：**

能提高胃、脾、腸、肝和膽管的功能，預防膽結石，對整體消化系統提供幫助，對胃炎、十二指腸潰瘍等消化系統發炎症狀有明顯療效，也有很好的通便作用。

**❸ 增強內分泌系統功能**

能提高人體的新陳代謝功能，對血糖有緩升緩降的穩定作用。最新研究證實，健康的人食用苦茶油後，體內的葡萄糖含量可降低12%，因此專家建議糖尿病患者最好採用苦茶油作為食用油。

**❹ 強化骨骼**

苦茶油能促進骨骼生長，促進礦劑的生成和鈣質的吸收，對正處骨骼生長期的兒童和正處骨質疏鬆期的孕婦和老人是很好的功能性食用油。

**❺ 預防癌症**

由於苦茶油中的脂肪酸有抗氧化物作用，並含有維生素E和微量元素，因此它能預防某些癌變（乳腺癌、前列腺癌、結腸癌、子宮癌）的產生。

**⑥ 抗紫外線、防輻射**

苦茶油已被證實具有防輻射功能，因此被用來製作太空人食品。

**⑦ 抗衰老**

苦茶油因含有維生素E、胡蘿蔔素和其他抗氧化成分，因此能預防腦部退化，並能延年益壽。

**⑧ 保護皮膚**

苦茶油含有豐富的維生素E和其他抗氧化成分，因此具有保護皮膚，預防皮膚老化，使皮膚健康光澤的功效。


## 苦茶油的內服效果

苦茶油在中國大陸、台灣和日本都是具有悠久歷史的食用油，因此累積了很多民間的療效傳說：

1. 孕婦懷孕期間食用苦茶油可以增加母乳，對胎兒發育十分有益。生產後食用可以補身、恢復元氣，也可使傷口早日癒合。
2. 嬰幼兒及兒童食用苦茶油可利氣、通便、消火、助消化，還可以促進骨骼和身體發育。
3. 老年人食用苦茶油可以去火、養顏、明目、烏髮、抗衰老，對高血壓、動脈硬化、心血管疾病也有很好的預防效果。
4. 直接飲用苦茶油可以治療感冒和咽喉炎，有助於化痰止咳。
5. 治胃寒、胃弱、胃潰瘍：每日早晨空腹口服10 cc苦茶油，或以苦茶油拌麵線、炒豬肝，對上述胃部問題具有很好的療效。
6. 高血壓患者：直接飲用苦茶油，長期可以降三高，降高血壓，保護心血管系統。
7. 老人和孕婦容易便秘，每天清晨空腹生飲1匙苦茶油，可以幫忙解決便秘問題。
8. 傳統中藥方常以苦茶油調製各種藥膏、藥丸。

## 苦茶油的外用效果

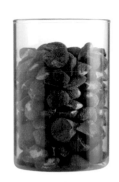

1. 苦茶油具有活血化瘀的功效，能消紅、退腫。
2. 能抗菌、殺菌、抗病毒，對癬疥有療效。
3. 能改善頭癬、脫髮、頭皮屑、頭皮發癢。
4. 對蚊蟲叮咬有很好的止癢、止疼和消腫效果。
5. 可以消除皮膚疣（Virus）。
6. 輕敷苦茶油於肚臍，可消除腹部漲氣。
7. 燒燙傷、破皮、刀傷：苦茶油塗於患部可立即止疼，預防脫皮，不起水泡。
8. 小孩皮膚紅腫、奶癬、濕疹、尿布疹：直接塗抹於患部，1-2天見效。（如濕疹有擴散現象，仍須停止使用，就診專業醫師。）
9. 皮膚乾燥、皸裂、瘙癢：直接塗抹患部，立可改善。
10. 刮痧：以苦茶油當刮痧油，用刮痧器具反覆刮10-15個來回，至皮膚發紅為止。
11. 可當冬季護膚油，洗過澡後塗抹全身，預防冬季皮膚瘙癢。
12. 孕婦懷孕後期肚皮擴張，容易出現瘙癢、乾裂和妊娠紋現象，經常使用苦茶油塗抹按摩，可以獲得很好的改善。

## 苦茶油的美容功效

1. 預防及淡化妊娠紋：懷孕5-7個月是妊娠紋的高發期，經常會有肚皮癢脹的感覺，甚至出現小紅點，這是妊娠紋的徵兆；可於睡前洗完澡後，使用2-4滴苦茶油塗在肚皮上，輕輕按摩5-15分鐘。使用一次，癢脹的感覺就能明顯改善。使用同樣的手法，產後1年內的妊娠紋一周就可以明顯改善，產後1年後的舊紋，約20天左右可以明顯淡化。包括腹部、臀部、大腿、乳房等產後容易變形的部位都可以使用這個方法進行保養復位。
2. 保濕護膚：早晚洗臉後，使用1-2滴苦茶油塗臉並稍作按摩，可以鎖住

水分，保溼護膚。（茶油只能鎖住水分和保濕，不能補水。）

3. 鎖水：使用保濕面膜為臉部補水，15分鐘後補水完成，拿下面膜，馬上塗抹3-4滴苦茶油塗抹臉部，將水分鎖住。

4. 淡斑去斑：睡前洗臉後，用2-3滴茶油直接塗臉，堅持20天左右，臉上的黃褐斑、雀斑可明顯淡化。

5. 消痘：洗臉後，用1滴苦茶油直接塗痘痘處，輕輕按摩，1-2次見效。

6. 護髮：洗頭後，用少許清水混合2-3滴苦茶油，塗抹頭髮，可以改善頭髮枯燥、開叉、脫髮、頭皮瘙癢等情況。

7. 除皺：使用2滴苦茶油加少許蘆薈膠拌勻後抹於臉部細紋處，可以很快吸收，並使細紋淡化。

8. 協助上妝：苦茶油協助上粧有二個方式，一是擦抹粉底之前先在臉部塗一點苦茶油滋潤皮膚，就可以防止妝粉脫落；二是由於疲勞或睡眠不足時，不容易上妝，此時可以在基礎化妝品中滴1~2滴苦茶油，揉搓均勻後再塗抹於臉部，皮膚就會變得亮澤生動。

9. 卸妝：苦茶油能有效去除油彩和油性化妝品，使面部不受侵蝕。在化妝棉上滴兩滴苦茶油來卸妝，可以把頑固的彩妝卸掉。

10. 黑眼圈和眼袋：每日早晚以苦茶油按摩眼部，可改善黑眼圈和眼袋，並消除眼睛疲勞。

11. 嘴唇乾燥：以苦茶油塗抹嘴唇，可立顯滋潤瑩亮效果。

12. 產婦保養乳頭：產婦因為餵哺奶水，導致乳頭乾裂，可以苦茶油塗抹乳頭保養。

13. 毛孔粗大、皮膚粗糙：可藉由苦茶油按摩而獲得改善。

14. 防曬和防輻射：臉部與外露皮膚塗抹苦茶油，可以達到防紫外線和電腦輻射的作用。苦茶油能抗紫外光，防止曬斑產生，還可以消除皺紋。雲南因為產苦茶油，當地婦女常用苦茶油梳頭、搽面，雖然地處高原，紫外線強烈，當地婦女皮膚卻能保持雪白嬌嫩，而鄰近的西藏婦女的皮膚卻粗糙不堪。

15. 臉部暗瘡：使用10滴苦茶油混合5滴薰衣草精油，�搽臉部，對臉部

暗瘡有顯著療效，因苦茶油有殺菌和增強免疫作用，而薰衣草又有消炎及收縮毛細孔作用。

## 流傳百年的苦茶油食療方

**苦茶油拌麵**　麵線煮熟之後，加入少許苦茶油混合均勻，這是傳統減輕胃疾的鄉間常識，空腹食用，可以健胃整腸、改善腹瀉，對胃痛、胃寒、胃弱、胃潰瘍等症狀都有改善作用。

**苦茶油煮雞酒**　傳統生產後的月子餐都使用麻油，會導致熱量過高，容易上火，改食苦茶油燉雞酒好處很多，可以減少熱量、增加奶水、恢復體力、復原傷口、改善膚質、消除妊娠紋，對喝奶的嬰幼兒發育也提供很好的幫助。

**苦茶油煎荷包蛋**　每天吃一個，可保護喉嚨、胃部，預防中風和高血壓。

**苦茶油炒紅菜**　經常食用可預防糖尿病、預防婦女產前抽筋、產後肚皮鬆紋。

**苦茶油拌生雞蛋**　茶油1湯匙拌雞蛋生吃，可止咳潤嗓，對婦女氣血兩虛、男性體能耗弱也有改善作用。

**苦茶油炒杜仲、腰花**　可滋陰補血、益筋骨、補肝腎、降血壓、婦女產後坐月子食用，可防日後腰酸背痛。

**茶油加薑絲炒肉**　可清肝潤肺、消紅退腫。

**苦茶油炒薑片**　時常腰酸背痛者，以苦茶油炒薑片食用，有舒筋活血的效果。

| | |
|---|---|
| 苦茶油炒豬肝紅葉菜 | 可改善糖尿病與腳抽筋。 |
| 苦茶油拌炒尖尾鳳菜 | 可以改善乾咳，老人咳。 |
| 苦茶油炒九層塔蛋 | 可以加少許米酒，對婦女經痛有緩解效果。 |
| 苦茶油炒鴨舌 | 再加入青皮鴨蛋，對婦女白帶多等婦女病有幫助。 |
| 香蕉煎苦茶油 | 香蕉切片煎苦茶油食用，可以改善流鼻血。 |
| 苦茶油煎豬腰子九層塔 | 苦茶油熱鍋，放入紅骨九層塔、豬腰子切片，起鍋前加米酒稍煮，放入少許鹽巴調味即可，可以改善久坐尾椎酸痛。 |
| 苦茶油拌蜂蜜 | 睡覺之前，以2茶匙苦茶油調和1茶匙蜂蜜飲用，持續數日，便秘即可順暢正常。 |
| 苦茶油炒韭菜 | 針對男人壯陽可用苦茶油炒韭菜食用，效果奇佳。 |
| 苦茶油燉公番鴨 | 用苦茶油燉公番鴨食用可治療氣喘。 |
| 苦茶油拌白米飯 | 取2湯匙苦茶油拌白米飯，每天早上食用，可以降高血壓和膽固醇。 |
| 苦茶油炒瘦豬肉 | 取適量苦茶油炒生薑和瘦豬肉，可治療腳抽筋。 |
| 苦茶油炒菜 | 對孕婦產後清除小腹脂肪，恢復身材有很大幫助。 |
| 苦茶油加黃豆煮荷包蛋 | 對皮肉外傷出血者，可防止傷口發炎，加速癒合。 |

## 苦茶油的廚房用途

苦茶油的發煙點高達252℃，因此煎炒煮炸等任何烹調方式都適用。

1. 涼拌：苦茶油在不需加熱的情況下，可直接用於涼拌各種葷、素菜，也可以調製
   沙拉醬，具有色澤鮮亮、口味爽滑，清淡不油膩等特點。
2. 熱炒：苦茶油熱炒食物香氣足、菜色不發黑，清爽可口，不油膩。
3. 煎炸：煎炸食物時，普通食用油在高溫下會產生過氧化物，對人體有害。苦茶油
   含有抗氧化物（維他命E），可以在220℃高溫下連續油炸20小時不變質，不會
   產生反式脂肪酸，是非常理想的高溫烹調用油。
4. 烘烤：烘烤前或烘烤時塗抹一層苦茶油，可保持食物鮮香酥脆，口感爽滑，不易
   糊焦。
5. 湯菜：在煮湯時或煮湯後加入1匙苦茶油，可以使湯更加清鮮美味。
6. 清蒸：在清蒸前或清蒸後加入1匙苦茶油，可以使蒸魚或蒸蛋更清香鮮亮。

## 自榨苦茶油

建議以家用榨油機自榨苦茶油，榨出來即為極品初榨油，不但品
質最有保障，而且新鮮，營養保留最齊全，價格也遠低於市購
價。但自榨油不能當天就食用，必須靜置1-2天，讓油中的皂素隨
著油泥沉澱在瓶底，再取浮在上面的金色純淨的油來食用；自榨
前必須剝殼，炒熟，趁熱現榨。

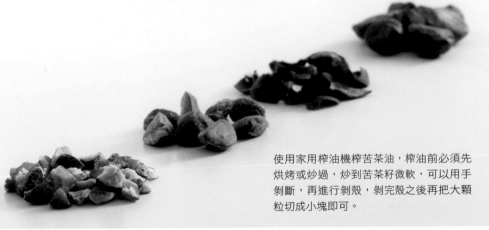

使用家用榨油機榨苦茶油，榨油前必須先
烘烤或炒過，炒到苦茶籽微軟，可以用手
剝斷，再進行剝殼，剝完殼之後再把大顆
粒切成小塊即可。

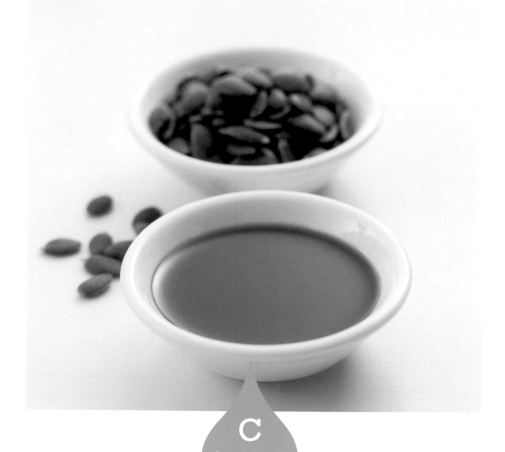

## C 南瓜籽油

### 男人的守護神

　　南瓜籽油是以南瓜籽果仁為原料，以傳統壓榨工藝壓製而成，充分保留南瓜籽仁的營養精華，呈現獨特的天然玫瑰紅色，營養價值與橄欖油不相上下，但南瓜籽油的膽固醇含量比橄欖油低得多，因此歐美市場南瓜籽油的價格比橄欖油還高。

## 優秀的藥食兩用植物油

南瓜籽油是整個歐洲地區都普遍流行的男性保健食品，被譽為「男人的守護神」。全球最盛產南瓜籽的地方是斯洛伐尼亞、匈牙利和奧地利，在東歐和中歐，尤其是奧地利、匈牙利、羅馬尼亞、土耳其和俄羅斯等幾個國家普遍流傳一個秘密，就是男人在性生活之前總不忘先抓一大把南瓜籽吃，而這些地方的男人也鮮少罹患前列腺肥大的症狀。

但南瓜籽油的功能遠不止於此，南瓜籽油含有豐富的不飽和脂肪酸，如亞麻酸（Ω-3）和亞油酸（Ω-6）；還有豐富的植物甾醇、氨基酸、維生素、礦物質等多種生物活性物質，尤其鋅、鎂、鈣、磷含量極高；而對男性泌尿系統發揮作用的主要成分來自於一種男性荷爾蒙的活性生物觸媒劑成分「南瓜素」。由於各種營養素齊全，被公認是最優秀的藥食兩用植物油。

南瓜籽油具有四大功能：
1.對男性前列腺疾病和泌尿系統具有預防和保健作用。
2.可以降三高，降低膽固醇，對心、腦血管疾病具有預防和保健作用。
3.可以降低血糖，對糖尿病具有預防和保健作用。
4.對百日咳、產後缺乳、內痔、貧血、產後手足腫等具有改善效果。

## 南瓜籽油的保健功效

德國醫學專家最早對南瓜籽進行研究，經研究發現，在某些經常吃南瓜籽的民族中，前列腺疾病和糖尿病的發病率降得很低。

最近幾年，東歐和中歐國家很多科研項目都投入南瓜籽油的醫療效果研究。研究結果顯示，南瓜籽油除了有少量副作用之外，整體對健康帶來很多好處。

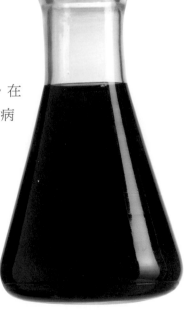

針對前列腺疾病的改善研究：已經證明南瓜籽油有助於治療前列腺增生症。研究證實，南瓜籽油通過抑制睪酮素降低這種疾病的影響。

有些臨床研究證實，南瓜籽油能激起性欲、引發性衝動、改善性生活品質，就是因為南瓜籽中含有一種能影響男性性激素產生的神秘物質，是「植物種仁效應」的典型表現。

有些研究則指出，南瓜籽油的保護性效果非常顯著，比如：針對壓力型尿失禁的改善研究，已經證明南瓜籽油對患有膀胱過動症，盆底肌肉壓力導致尿失禁的女性有很大幫助。

針對眼睛健康的改善研究方面，英國南安普敦大學的環境流行病學研究報告指稱，玉米黃素在預防眼睛黃斑變性方面的效果高於預期，而南瓜籽油含有大量玉米黃素，是一種有助於保護和延緩視網膜黃斑變性發展的類胡蘿蔔素。

另一些研究則證實，由於南瓜籽油能夠降低男性前列腺增生症和女性膀胱過度活動症的不利影響，因此可以減少睡眠時的如廁次數，從而改善睡眠品質。

不斷累積的科學研究和臨床實證，使得許多歐洲發達國家興起了一股「南瓜籽油開發熱」，各種強調保健功能的南瓜籽油軟膠囊已成時尚產品，在國際市場上持續熱銷。

## 化學成分與藥理作用

南瓜在中國的種植面積廣大，品種也繁多，僅黑龍江省南瓜籽年產量就達120,000公噸左右，具有相當經濟規模，因此中國也有不少學術單位投入相關研究，天津中醫藥大學，天津中新藥業研究中心的兩位研究人員吳曉磊和潘勤就特別針對南瓜籽油的化學成分和功能進行深入探討。根據研究，南瓜籽的保健功效成分主要就存在於南瓜籽油中，其油脂成分占總體的50%左右。

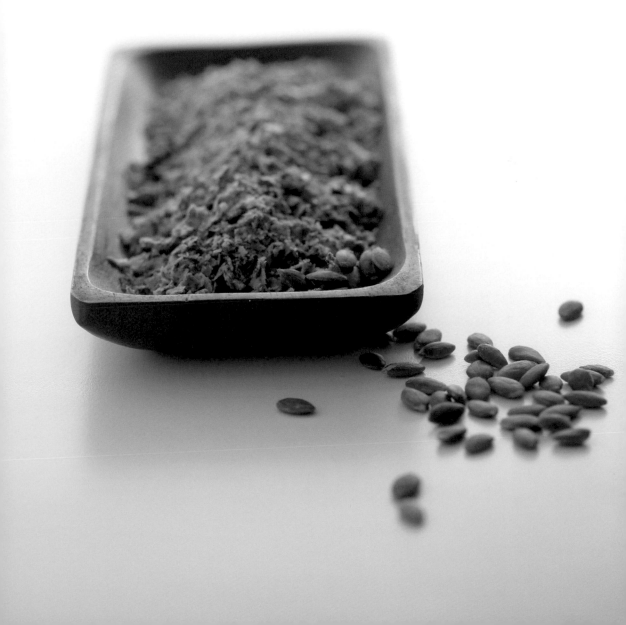

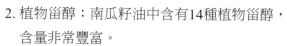

## 南瓜籽油的化學成分

1. 脂肪酸：脂肪酸類成分在南瓜籽油中的含量最高，$\Omega$-9佔6.37%~25.13%，$\Omega$-6佔20.87%~58.10%。

2. 植物甾醇：南瓜籽油中含有14種植物甾醇，含量非常豐富。

3. 維生素：南瓜籽油中富含多種維生素成分，如生育酚、維生素A、維生素D、維生素K、葉綠素等，其中以生育酚含量最高。

4. 類胡蘿蔔素：Matus等人利用二極體陣列檢測器，從南瓜籽油中分離並鑒定出葉黃素、胡蘿蔔素、紫黃素、菊黃質、玉米黃質…等15種類胡蘿蔔素，其中以葉黃素和胡蘿蔔素含量最高，分別為52.5%和10.1%。

5. 微量元素：經原子吸收分光光度法測定，南瓜籽油中含有鐵、鈣、鎂、鋅、銅、錳等元素，均是人體所必需，其中鐵、鈣、錳、鋅的含量較高。（資料來源：現代藥物與臨床ModernPharmacyandClinic；2009年第24卷第6期）

根據吳曉磊和潘勤兩人的研究，南瓜籽油基本上具備五大生理功效：

1. 抑制前列腺肥大：Gossell等人通過給大鼠睪丸酮誘導使其前列腺肥大，同時餵食南瓜籽油，二週後發現，大鼠的體重沒有改變；但前列腺肥大得到抑制，另一組大鼠施以更高劑量的南瓜籽油，結果發現對前列腺肥大的抑制效果更佳。

2. 調降血脂：給高膽固醇血症的兔子服用南瓜籽油，結果發現可以有效降低兔子體內的血清總脂、甘油三酯、總膽固醇和低密度膽固醇的量，同時提高磷脂、高密度膽固醇的量，減少主動脈的收縮。由此證實南瓜籽油富含的抗氧化劑和多不飽和脂肪酸具有抗高膽固醇血症的作用，能降低血脂、防治動脈粥樣硬化和冠心病的發生。

3. 調降血壓：為原發性高血壓的大鼠餵食南瓜籽油4週，證實南瓜籽油

具有降壓作用。其機轉原理來自南瓜籽油可以降低心腎血壓，減少心臟中的丙二醛存量，同時提高超氧化物歧化酶的活性。

4. 抗發炎症：以弗氏完全佐劑誘導大鼠產生關節炎，再餵食南瓜籽油後發現，南瓜籽油可以明顯改善大鼠體內各種發炎指數，抑制爪水腫。機轉原理來自南瓜籽油中含有不飽和脂肪酸、植物甾醇、生育酚、葉黃素等成分，可以有效地清除自由基，減少細胞膜的脂質過氧化。

5. 保護泌尿系統：南瓜籽油中植物甾醇的結構與睪丸激素結構相似，家兔服用後可以提高膀胱順應性，增加膀胱初感容量，降低膀胱內壓及尿道壓力，能明顯改善各種原因所致的尿頻、尿急等症。對人體的臨床實驗更發現，植物甾醇可以調節膀胱括約肌，增加其彈性，並可強化控制排尿反應。

南瓜籽油中含有豐富的鋅，鋅在男性體內的需求量是女性的100倍，主要存在於男性的精液裏面，研究證明，各種前列腺疾病都與鋅在體內含量降低有關，因此南瓜籽油能夠提升男性性能力也和豐富的鋅含量有關。

（資料參考：「南瓜籽油的化學成分與藥理作用」；吳曉磊、潘勤撰稿；天津中醫藥大學，天津中新藥業研究中心）

## 適用人群

1. 精力不足、功能減退、疲勞乏力、腎虛血弱。
2. 前列腺增生、前列腺肥大、前列腺炎。
3. 尿頻、尿急、灼熱、疼痛、尿中帶血。
4. 高血脂、高血壓、高血糖、動脈硬化。
5. 尿道感染、泌尿系統炎症。
6. 腸道寄生蟲感染、腹瀉、腹痛、腹脹、消化不良。

## 南瓜籽油怎麼用

1. **做成調和油**：將南瓜籽油與日常食用的大豆油、花生油、菜籽油等按1：5~1：10的比例混合均勻，變成廚房用油來烹調食物。
2. **涼拌佐餐**：可以涼拌沙拉或麵食或沾麵包食用。
3. **保健用油**：每日早晚各飲用1小茶匙，自榨的南瓜籽油味道很香醇，很好入口。

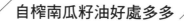

## 自榨南瓜籽油好處多多

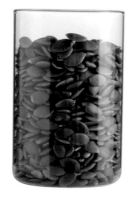

國內超市幾乎看不到南瓜籽油，藥妝店偶有販售軟膠囊劑型的南瓜籽油，價格相當昂貴，而且極可能被加入防腐劑、合成色素、酒精等化學成分，因此最好使用家用榨油機自榨南瓜籽油，從種子品質開始把關，吃多少榨多少，可以吃到最新鮮、最營養、最美味、功效最強大的南瓜籽油。

本章參考文獻：
[1]魏冰：南瓜籽油的開發和利用研究；糧油加工；2008；p60-62.
[2]王曉，程傳格，馬小來等：南瓜籽油脂肪酸的GCMS分析；食品科學；2002；p115-116.
[3]陳振甯，梁志華：南瓜子油的氣相色譜質譜分析；測試學報；2003；p77-79.

PART
**5**

自油自榨─家庭用油新革命

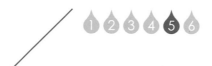

我們很容易判斷一粒種籽的好壞，但即使擁有一座實驗室也難以判斷一瓶油的好壞；一瓶買回來的市售油是否在製造過程中高溫裂解變質？是否添加色素、防腐劑？是否被摻入各式各樣的黑心油？僅從標籤和外觀上很難瞧出端倪！但判斷一粒種籽的好壞相對就簡單多了。

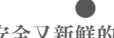

## 安全又新鮮的自榨油

　　大部分自榨油都可以隨榨隨用，幾乎和現榨果汁一樣新鮮，有些必須靜置一兩天，等待油泥沉澱，和市售油比起來也夠新鮮了；新鮮就代表營養、健康，完全不用放防腐劑，所以也絕對安全。

　　吃油的健康法則是必須同時吃多種不同營養成分和不同脂肪酸成分的油，還要因應廚房用油的多樣性，同時準備不同發煙點的油，我們在市面上絕對找不到一瓶可以同時應付這麼多元需求的油。想要滿足所有的需求，必須購買好幾種油，卻可能造成浪費、囤積、久放、不新鮮的情況；自己榨油就可以每種油榨一點，甚至榨成綜合油，少量、多元、簡便、新鮮，可以隨心所欲地搭配出最適合自己身體需要的油。

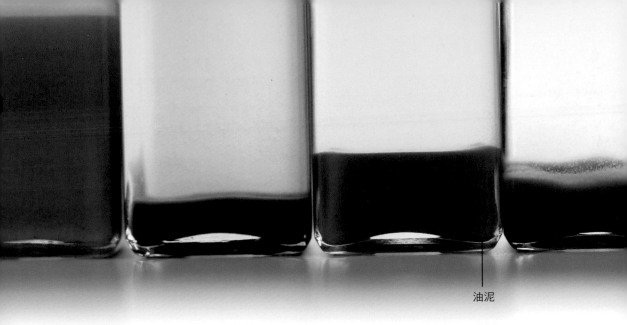

油泥

　油是人體必需的五大營養素之一，但大部分市售油都採用化學浸出法提煉，經過高溫破壞、化學污染，再經過六脫精煉，油裡的營養成分早已破壞殆盡，想要從油裡得到營養成分只有靠自榨油，自己挑最好的種籽，使用純物理壓榨方式，調和最適當的脂肪酸比例，榨出最新鮮，保留最多營養成分的好油。

## 自榨油簡單又省錢

　現在的家用榨油機都是一鍵觸控，操作容易，組裝簡單，清洗方便，操作起來和果汁機差不多。如果榨花生油或芝麻油，自榨油的成本並不比市售油便宜很多，那是因為這兩種市售油普遍參雜其他廉價油在裡面；但如果自榨苦茶油和葵花油，大約可以節省60%費用；榨亞麻籽油和南瓜籽油大約節省75%費用；榨各種保健用油則可以節省好幾倍的成本。

## 可以榨很多買不到的油

　功能好的家用榨油機可以榨三十幾種植物油，很多市面上買不到的油，都可以買種子回來自己榨，只要能買到的種子都可以榨出油，比如南瓜籽油、核桃仁油、亞麻籽油、奇亞籽油、杏仁油、紫蘇油…都是很好的保健用油，但很難買得到或價格特別昂貴，有了家用榨油機就能自榨自給了。

# 家用榨油機的榨油原理

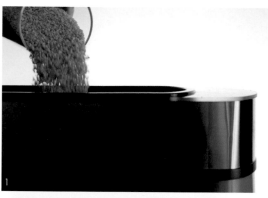

家用榨油機是經由把油材加熱（約70-90℃）、水分蒸發、香氣揮發、細胞破裂、油脂剝離釋出等物理方式榨出油脂。簡單地講，就是用螺旋桿把油擠壓出來，不用高溫，也不添加任何化合物。

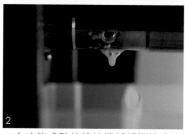
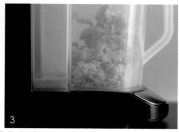
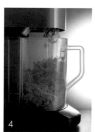

一台功能成熟的榨油機都採極簡式的操作方式：電源開關→溫度選鍵→啟動，就能開始榨油。接著，油會從出油口慢慢滴出，油粕則由出渣口掉出，榨完之後，只要拔出榨桿和榨樘清洗就可以。

## 如何挑選家用榨油機？

一台好的家用榨油機必須具備幾個條件：

1. 運作順暢、穩定、不卡機。
2. 一鍵觸控好操作。
3. 不挑料，可以榨數十種油材。
4. 出油率高，至少可以榨出90%含油率。
5. 低噪音。
6. 好裝拆，易清洗。
7. 可以換料續榨，停機續榨，連續榨數小時不必停機。

## 一般榨油機容易出現的問題

1. 容易卡機：有些機器操作幾分鐘就會卡機。

2. 不能中途換料：有些機器換料榨必須重新冷卻，拆卸，清洗，安裝，熱機。

3. 不能混料榨：大部分機器一次只能榨一種材料，不能多種材料一起榨。

4. 能榨的油材種類很少：很多機器對黏性高的黑芝麻，形狀不規則的核桃仁，和硬度高的苦茶籽與黃豆都無法榨。

5. 持續操作時間很短：可能榨20-30分鐘就必須停機休息冷卻。

6. 榨桿和榨膛未經冷煅，容易黏鍋卡機。

7. 榨桿和榨膛不易取下、不易分離、不易清洗。

8. 機體設計不良，油漬容易進入電路板，導致機器壽命減短。


Part
**5**

自油自榨─家庭用油新革命

## 自榨油副產品─油粕和油泥

利用家用榨油機榨油時，除了油品還會產生油粕和油泥。「油粕」就是油渣，榨油時，出油口出油，出渣口出渣，出來的油粕會呈片狀或條狀，油粕除了去除大部分油脂之外，種籽裡所有的成分，包括籽皮、籽肉、胚芽、纖維…等都保留在裡面，因此還含有很高的營養成分，又經過中溫烤過，因此會散發一股特別的焦香味，可以把油粕利用磨粉機磨成粉狀，當做五穀粉來泡牛奶、豆漿或五穀漿，千萬不要丟棄。

「油泥」是剛榨出來的油，會呈現比較渾濁的狀態，靜置一、兩天之後，純淨的油會浮在上面，其他雜質會沉澱在底部，即為油泥。油泥和油粕一樣，都是種籽的主要成分，質地綿細，含有很高的營養成分，含油量也比較多，可以拿來當醬料，沾麵包、饅頭或拿來拌麵，不但營養豐富，而且風味絕佳。

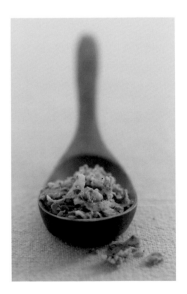

# 適合自榨的好油

## 廚房用油

a. 發煙點超過190℃，適合廚房煎炒煮炸的油。比如大豆油（232℃）、葵花油（232℃）、油菜籽油（240℃）、苦茶油（252℃）等發煙點都超過200℃，可以耐煎炒炸的高溫烹調方式。

b. 發煙點在150-190℃之間，適合水煮的油。比如花生油、黑芝麻油、白芝麻油。

c. 發煙點小於150℃，適合常溫飲用、沾食或拌菜拌沙拉。比如亞麻籽油、南瓜籽油、核桃油。

## 保健用油

可以直接食用、涼拌、沾食的健康用油，比如亞麻籽油、核桃油、南瓜籽油、苦茶油、茶籽油、奇亞籽油、松子油、紫蘇油…等，都可以榨來當保健用油；其中南瓜籽油和核桃油也常被做成膠囊，變成真正的保健食品，價格非常昂貴，但自榨的保健油更新鮮、更營養、更安全，而且價格便宜很多。

## 皮膚保養用油

好幾種自榨油可以做為精油基底油，用來稀釋精油，以做為芳香按摩或保養滋潤皮膚之用。

### 葵花油：

富含維生素E和脂肪酸，是一種質地十分精細的基底油，有很好的滋潤和調理作用，適合任何膚質使用，也可以調理皮膚疾病，常用來做身體護理。

率會顯著增加。同樣的，乳腺癌、大腸癌、腎癌、胰癌等也會因亞油酸過剩增加發病率。給與自然致癌的大鼠餵食Ω-3時，其發病率會逐漸降低。另外，把化學致癌的幼齡大鼠分別餵食紅花油飼料、豆油飼料、Ω-3，36週時測定其乳癌發病率，結果發現，餵食Ω-3的大鼠發病率最少。

給化學致癌大鼠餵食紅花油、玉米油、月見草油及Ω-3油時，依然是亞麻籽油發病率最少，可見Ω-3確實具有抑制癌症發生的功效。

### （2）抑制癌症的轉移：

通過給與大鼠Ω-3、紅花油飼料、普通飼料的實驗發現，餵食Ω-3系列 $\alpha$-亞麻酸的大鼠癌症轉移率比其他兩組對照組減少40%。通過連續的動物實驗證明，肺癌、乳腺癌，大腸癌、腎癌、胰腺癌、前列腺癌、食道癌、皮膚癌的發生和轉移都與亞油酸系列的攝取量有關。諸多實驗都證實，Ω-6系列脂肪酸會促進癌症的發生和轉移，而Ω-3卻可以抑制癌症的發生和轉移。

### ⑩ 抑制老化

在老齡大鼠識別型學習能力實驗中，其正反應率，Ω-3組比紅花油組高。重複進行的記憶保持能力實驗，仍是Ω-3組保持較高的正反應率。Ω-3可以提高老齡鼠智力可能與其抑制血栓性疾病有關。因Ω-3不但能延長腦中風大鼠的壽命，同時也能延長普通大鼠的壽命，並比紅花油組延長12%。

食用Ω-3可以抑制血栓性疾病、抑制癌症的發生和轉移、維持正常血壓，抑制腦出血疾病等，因此有助於抑制老化，延長壽命。

### ⑪ 延長降糖效果

Ω-3可促進胰島 $\beta$-細胞分泌胰島素及保護胰島素在血液中穩定的作用。患糖尿病時，機體內的脂肪分解加速，脂類代謝率混亂，引起血脂增高，導致血管硬化、高血脂症、脂肪肝、高血壓等併發症。此外，脂肪過度分解，還會產生酮體，如超過機體的利用限度，大量在體內堆積，就會產生

## 杏仁油：

非常潤滑，有軟化肌膚的作用，用途十分廣泛且適用於嬰兒。

## 芝麻油：

含 $\Omega$-9（37-42%），$\Omega$-3（30-47%），含多種維他命，礦物質，可以內服外用，親水性佳，可抗自由基，建構皮膚組織，延緩皮膚老化，具厚度油感，可調和精油或單獨按摩使用；可每星期按摩全身一次，按摩後靜待20分鐘，再沖淨，有很好的淨化和排毒作用，屬於醫療級的植物用油。

## 核桃油：

含有 $\Omega$-9（55-75%），$\Omega$-3（15-35%），富含維生素和礦物質。可以促進細胞再生，皮膚保濕，修復組織，抗老化，屬於輕中度油感，質地較，不油膩，有高度滲透性。是理想的臉部按摩用油和成熟皮膚保養，是天然的保濕劑。

## 護髮用油

早期阿嬤的年代都使用茶籽油護髮，最天然有效。

### 各種適合皮膚使用的基底油

正常皮膚：杏仁油，核桃油，葵花油
乾性皮膚：橄欖油，杏仁油，核桃油，葵花油
敏感皮膚：核桃油

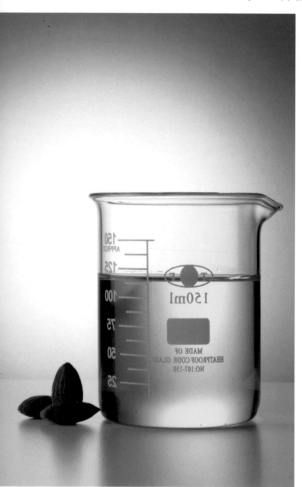

## 各種油材的含油率

每種油材的含油率不同，一般榨油機可以榨出含油率的**80~90%**，好的家用榨油機可以榨出含油率的**90~95%**。

| 種子 | 含油率 |
| --- | --- |
| 苦茶籽 | 33~42% |
| 亞麻籽 | 29~44% |
| 油菜籽 | 35~45% |
| 花生 | 35~45% |
| 黑芝麻 | 45~55% |
| 白芝麻 | 45~55% |
| 核桃仁 | 60~80% |
| 南瓜籽 | 35~50% |
| 葵花籽 | 50~55% |
| 大豆 | 15~19% |
| 紫蘇籽 | 32~45% |
| 杏仁 | 45~55% |
| 奇亞籽 | 25~35% |
| 松子 | 63~70% |

# 油材挑選與保存

　　自己榨油只要挑選好材料就能榨出好油， 把握以下要點，挑選油材一點都不困難。

1. 用眼看：避免有雜色，畸形，潮濕，發黴，變色，發芽情況。
2. 用鼻聞：避免有黴味，臭味，異味，油噴味或其他變味情況。
3. 用手挑：剝斷籽仁，好的籽仁肉色新鮮一致，如果肉色不一致，或週邊變色，代表不新鮮。

　　油材最好即買即榨，不要久放，如果不能馬上榨或沒有榨完，最好把材料放進冰箱冷凍或冷藏，以免發黴長菌。

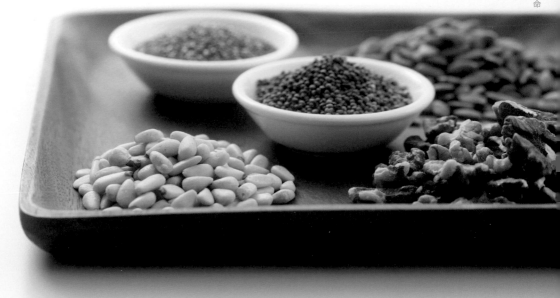

## 油材預炒與榨油法

| 油材 | 預炒 | 榨油方法 | 說明 |
|---|---|---|---|
| 苦茶籽 | 小火炒約5-6分鐘，或烤箱180℃烤4-5分鐘，或微波爐烤約3-4分鐘；至籽仁微黃和微軟，趁熱開始榨。 | 把殼剝乾淨，挑除發霉和不良的籽仁，再把籽仁切小一點，以防下料不順和卡機，然後預炒完再榨。 | 榨完的油不可馬上食用，必須靜置沉澱1-2天，取上面澄澈的油脂食用，不要吃到油泥，因油泥含有皂素。 |
| 花生仁 | 小火炒6至7分鐘，或烤箱180℃烤5分鐘或微波爐烤3-4分鐘。 | 預熱完馬上榨，或冷卻後再榨也可。 | 預烤太熟會發生粉化現象，只能榨出花生醬，此時就要縮短預熱時間；用剝或切成小塊，不可搗碎或攪碎。 |
| 核桃 | 不必預炒 | 直接生榨；使用家用榨油機必須把核桃仁剝成小塊。 | 用剝或切成小塊。 |
| 杏仁 | 不必預炒 | 直接生榨；使用家用榨油機必須把杏仁切成小塊再榨。 | 切成對半或3小塊，不可搗碎或攪碎。 |
| 油菜籽 | 不必預炒 | 直接生榨，榨完的油要靜置沉澱，去除油泥方可食用。 | |
| 亞麻籽 | 不可預炒 | 直接生榨 | |
| 南瓜籽 | 不可預炒 | 直接生榨 | |
| 黑芝麻 | 不必預炒 | 直接生榨 | |
| 白芝麻 | 不必預炒 | 直接生榨 | |
| 葵花籽 | 不必預炒 | 直接生榨 | |
| 松子仁 | 不必預炒 | 直接生榨 | |
| 紫蘇籽 | 不必預炒 | 直接生榨 | |
| 奇亞子 | 不必預炒 | 直接生榨 | |

PART
**6**

好油家常菜譜

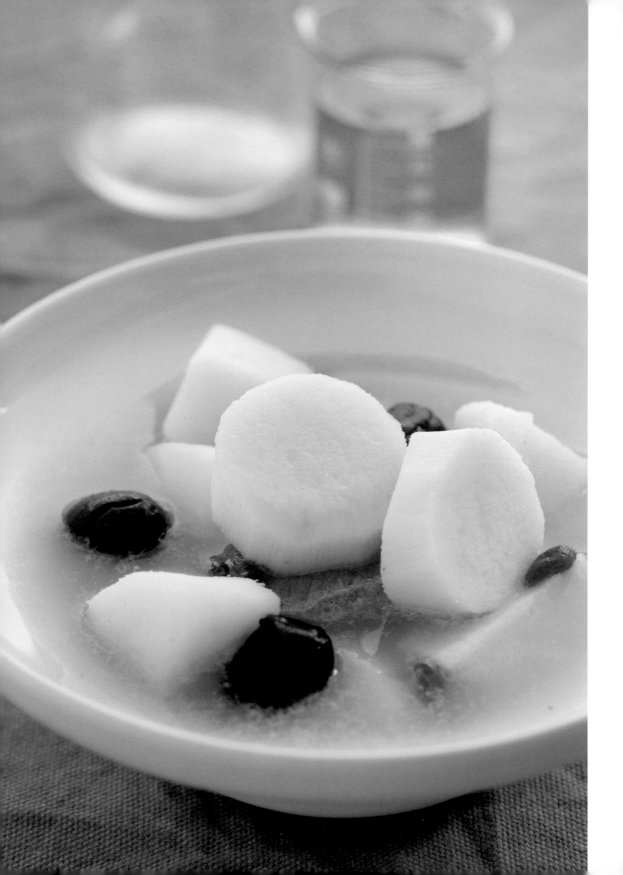

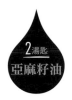

2湯匙
亞麻籽油

食材
山藥250克、排骨250克、紅棗6顆、生薑2片、鹽適量

# 山藥紅棗排骨湯

為了讓胎兒得到充分的DHA，補充腦部和視網膜細胞營養，孕婦應該多吃亞麻籽油，山藥和紅棗則有為孕婦補氣兼補身的作用。

作法
1. 山藥去皮、切小塊；排骨洗淨、汆燙後去血水備用。

2. 鍋中加清水煮滾後，放入排骨、山藥煮5-10分鐘。

3. 待其快煮好時，放入紅棗、薑片，再稍微煮一下，加鹽調味，滴入亞麻籽油即可。

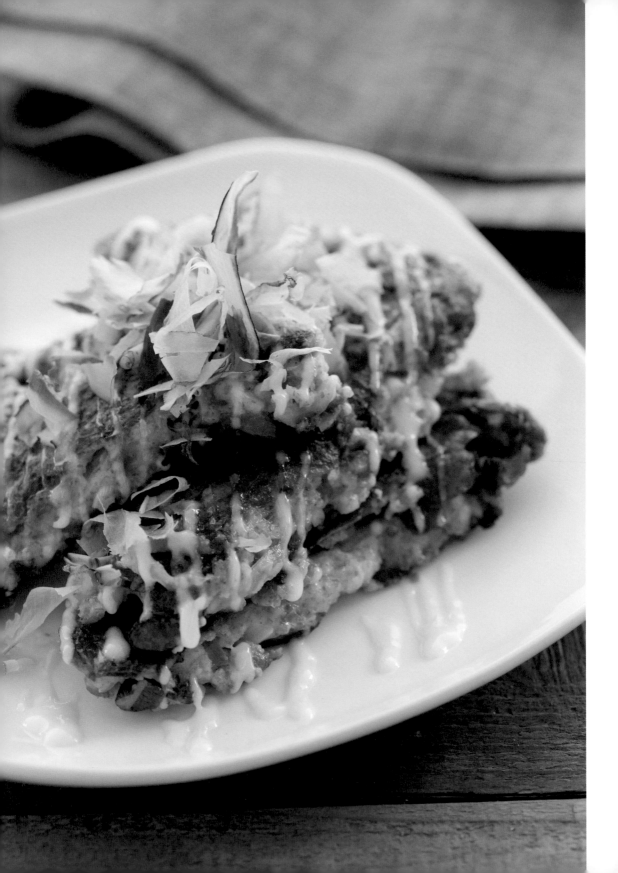

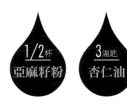

1/2杯 亞麻籽粉　3湯匙 杏仁油

**食材**
高麗菜1/4顆、洋蔥1/2個、紅蘿蔔1/2條、蔥2根、中捲半條、蛋1個、中筋麵粉1杯

**調味**
鹽、柴魚片適量、自製沙拉醬1湯匙

## 亞麻籽油粕粉煎餅

**作法**

1. 高麗菜、洋蔥切絲，紅蘿蔔切絲燙過，蔥切成蔥花；中捲切絲，燙一下。

2. 把所有材料放一起，打一顆蛋，下麵粉，和亞麻籽粉攪拌成麵糊。

3. 起油鍋下杏仁油，把麵糊攤成圓形狀，中小火慢煎，煎好之後翻面，煎到酥脆。

4. 煎餅起鍋後，將沙拉醬淋在煎餅上，再灑上柴魚片。

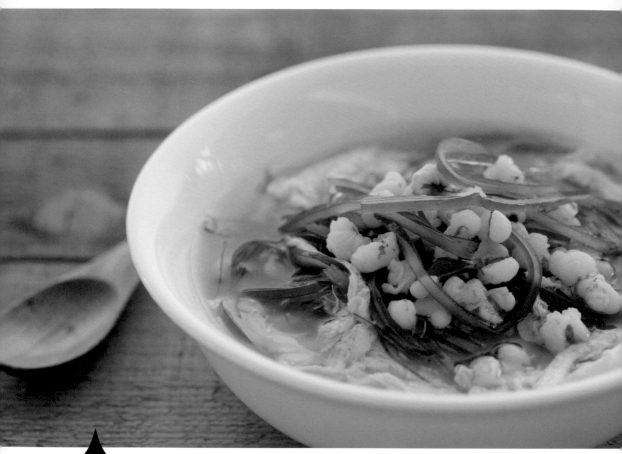

## ／ 海帶薏仁蛋花湯 ／

**食材**
海帶60公克、薏仁30公克、
雞蛋2個

**調味**
鹽、胡椒粉、自製味素（請參
考P151）

**作法**
1. 海帶泡發漂洗後切絲，和洗淨的薏仁一起放入
   砂鍋加水燉煮1小時。

2. 起鍋後打入蛋花，加亞麻籽油及調味料即成。

# ／ 枸杞紅棗洋參飲 ／

**食材**
枸杞20公克、紅棗20公克、西洋參8公克

**作法**
將以上材料一起放入有蓋的碗中,加清水適量,隔水蒸熟,最後滴入亞麻籽油,湯和料都可以食用。

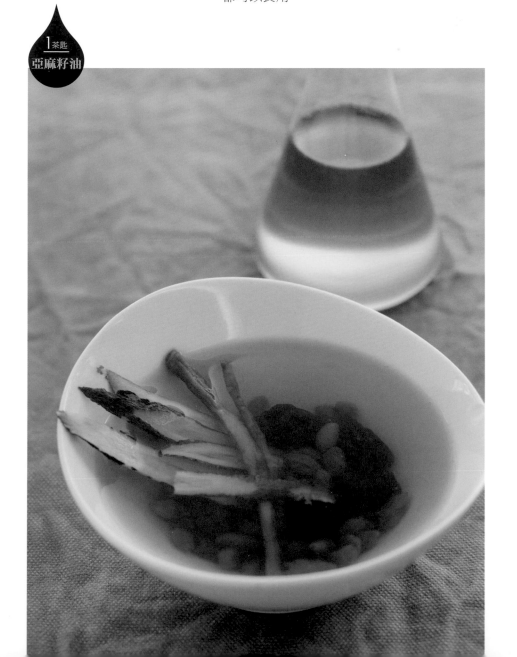

1茶匙
亞麻籽油

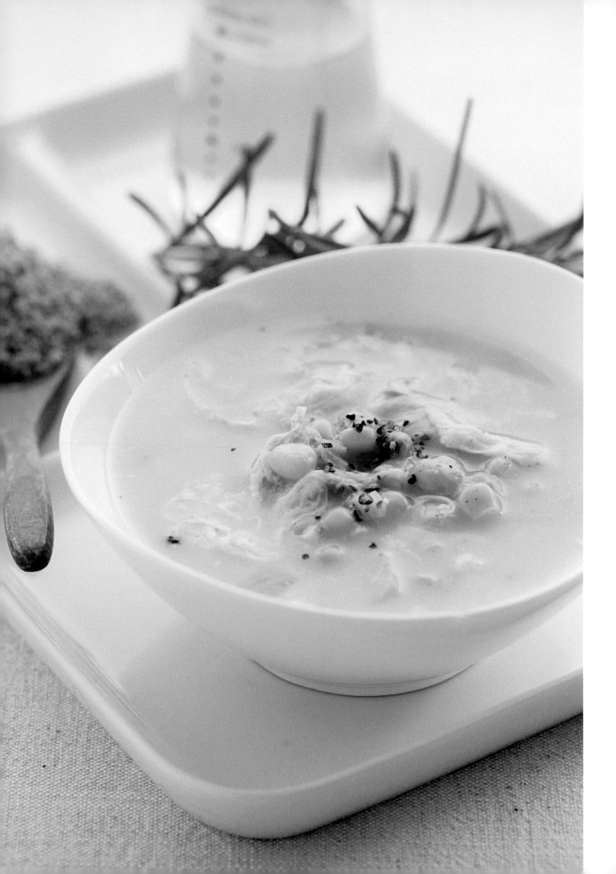

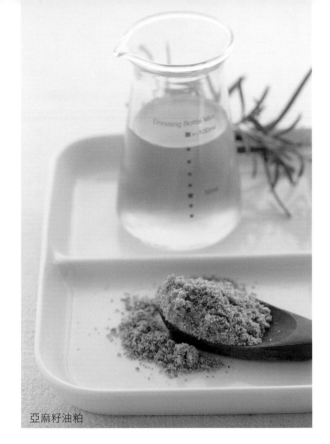

2茶匙
杏仁油

5公克磨粉
亞麻籽
油粕

亞麻籽油粕

## / 杏仁油玉米濃湯 /

**食材**

洋蔥1個切丁、蘑菇10個切
片、罐頭玉米粒30公克、
水400cc、牛奶100cc、
雞蛋1個打散

**調味**

鹽、自製味素、黑胡椒粉各
適量

**作法**

1. 起油鍋下杏仁油,將洋蔥、蘑菇炒到偏
   軟,下400cc開水煮滾,加100cc牛奶,加
   入玉米粒。

2. 亞麻籽粉用水調開,倒入1的材料中,放
   鹽、味素調味,慢慢加入蛋液,拌勻,再
   煮開,熄火,灑上黑胡椒粉。

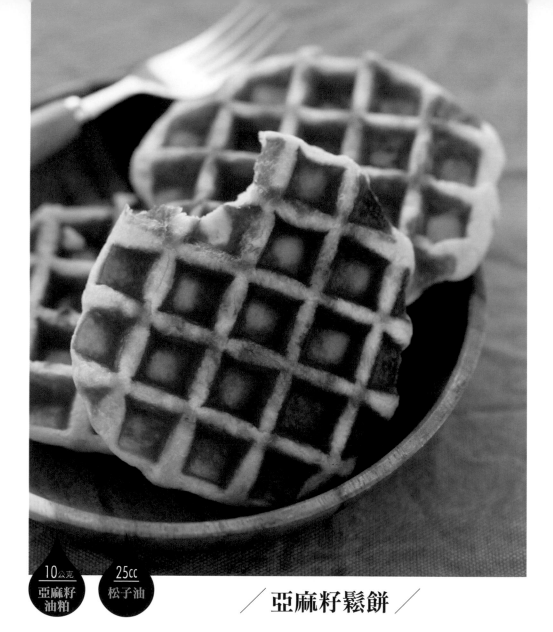

## 亞麻籽鬆餅

**食材**

低筋麵粉80克、速發酵母2公克、砂糖20公克、蛋1個、牛奶45cc

**作法**

1. 把低筋麵粉、亞麻籽油粕粉、酵母、砂糖、全蛋、牛奶、松子油一起拌均勻。

2. 靜置一小時等待發酵後，麵糊倒入鬆餅烤模烤熟。

# ╱ 亞麻杏仁優格 ╱

這是美國的巴德維博士針對癌症病人特別推薦的抗癌早餐，作法極為簡單，根據他所做的臨床調查，效果非常良好，最好早上空腹食用。

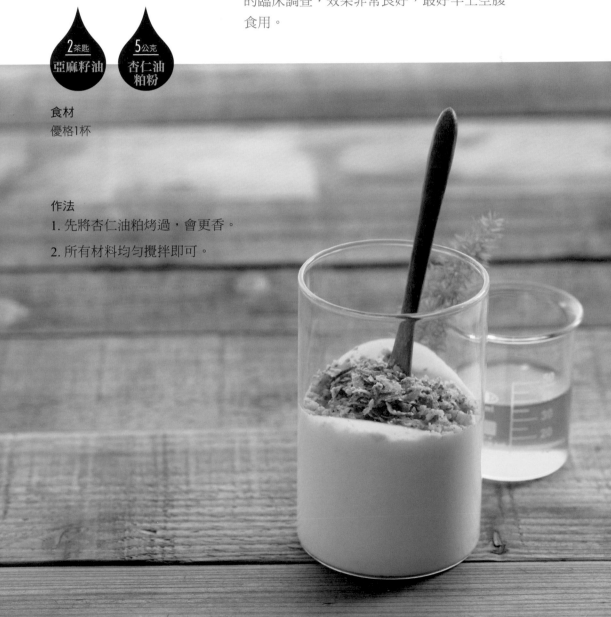

**2茶匙**
亞麻籽油

**5公克**
杏仁油粕粉

**食材**
優格1杯

**作法**
1. 先將杏仁油粕烤過，會更香。
2. 所有材料均勻攪拌即可。

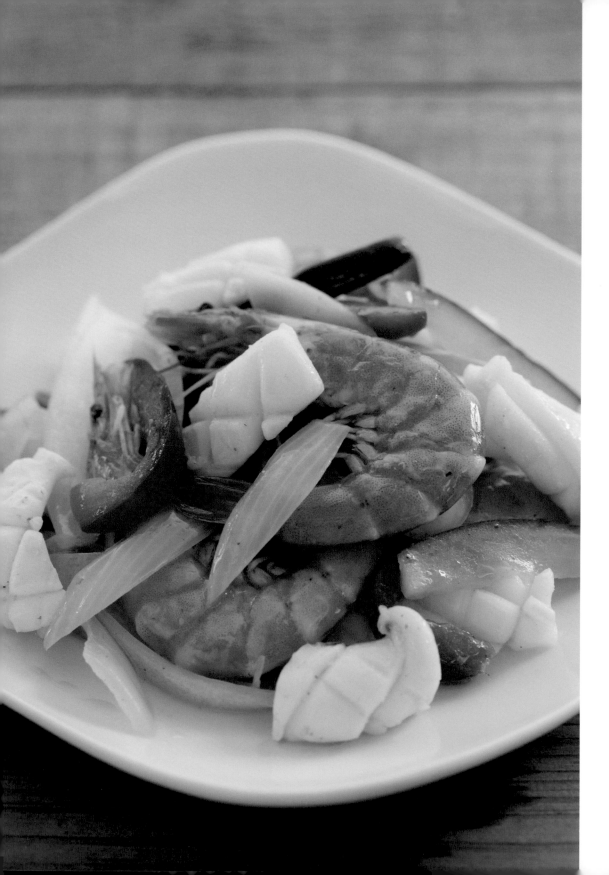

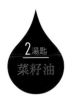

2湯匙
菜籽油

**食材**

洋蔥1個切成片狀、大蒜2瓣切碎、薑末1茶匙、小辣椒1-2條切碎、小黃瓜1條切塊、紅甜椒1個切塊、蝦子450公克、軟絲450公克洗淨切塊、鹽適量

# ╱ 泰式什錦炒海鮮 ╱

海鮮熱量低，飽和脂肪酸含量低，營養價值高；而菜籽油Ω3含量很高，脂肪酸分布比例超級完美，是最健康的油；再加上洋蔥，紅甜椒，是一道色香味俱全的美味。

**作法**

1. 將菜籽油倒入鍋中，中火加熱，加入洋蔥、大蒜、薑末、辣椒炒到洋蔥變軟。

2. 加入小黃瓜、紅甜椒，續炒幾分鐘。

3. 再加入蝦子、軟絲，續炒到熟。

4. 起鍋前加鹽調味。

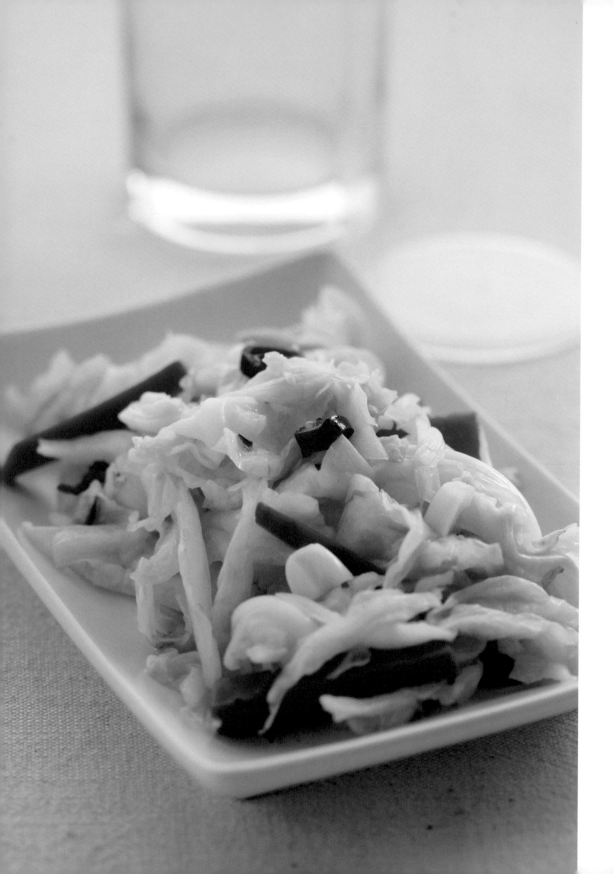

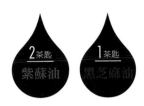

**食材**
高麗菜1/2顆、紅蘿蔔1/2條、小辣椒3條切碎

**調味**
糖1/3杯、檸檬汁1/2杯、鹽1/2茶匙

## ╱ 紫蘇油醃泡菜 ╱

泡菜不油不膩，開胃又爽口，可以緩解餐桌上大魚大肉的油膩感，而且泡菜不經過高溫烹調，可以保留維他命C，以高麗菜和紅蘿蔔做主原料，紫蘇油含有最豐富的Ω3，可以補腦、補眼、清血管、抗癌；主材料也可以換成白蘿蔔。

**作法**

1. 將高麗菜撕成小塊狀，紅蘿蔔切絲，小辣椒切碎。

2. 將所有材料放進容器內不斷攪拌，直到出水為止。

3. 將水瀝乾，加入所有調味料拌勻，放置6小時左右即可充分入味。

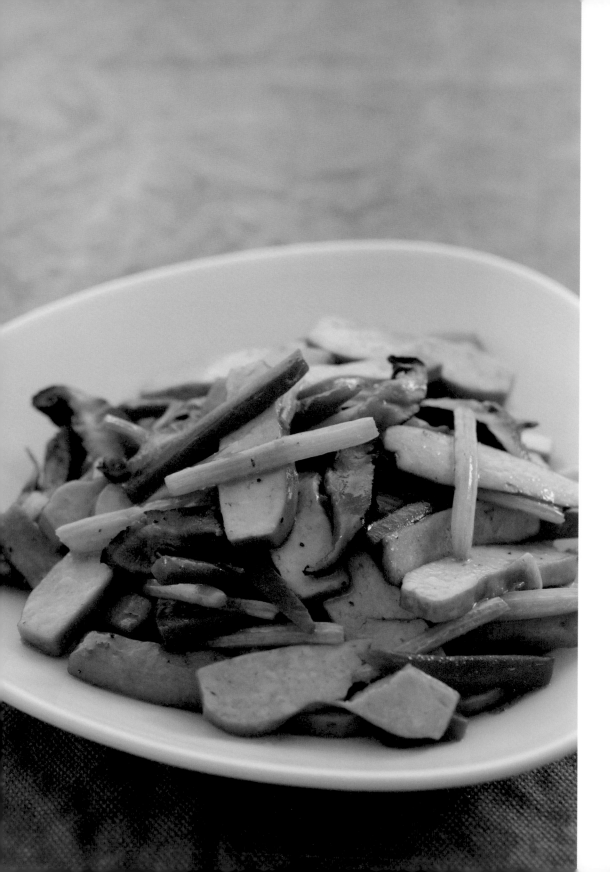

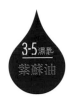

**食材**
芹菜250公克、豆腐干3塊、水發香菇50公克、蔥末適量、鹽適量

# ╱ 紫蘇油芹菜炒三絲 ╱

紫蘇油所含的Ω3最豐富，發煙點又達到200℃以上，是很好的廚房用油，配炒三絲可以降血壓、降三高。

**作法**
1. 芹菜去葉、根，洗淨切段。豆腐干切片、香菇洗淨切片。

2. 炒鍋內放3-5湯匙紫蘇油，燒熱，放入豆腐干和香菇絲，煸炒片刻。

3. 再放入芹菜、蔥末，炒勻，起鍋時加少許鹽即可。

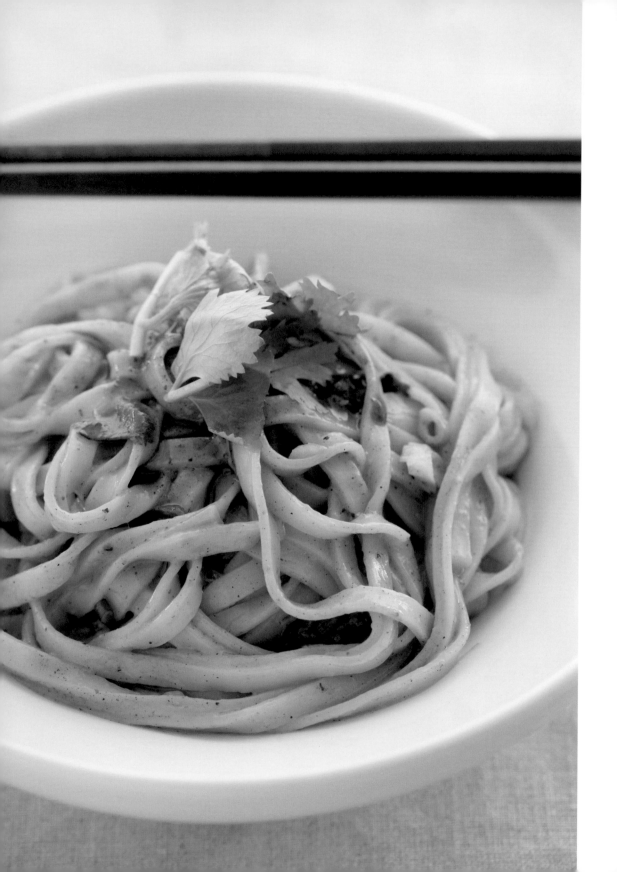

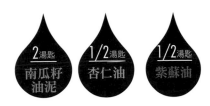

**食材**
陽春乾麵2球、青菜1把、蔥1根切碎

**調味**
自製油蔥酥適量、純釀醬油1茶匙

## ╱ 南瓜籽油泥拌乾麵 ╱

南瓜籽對男性和糖尿病人都是很好的保健食物，自榨南瓜籽油沉澱後，會產生較多的南瓜籽油泥，這些油泥不但營養豐富，而且風味絕佳，拿來拌乾麵、沾麵包都非常對味。杏仁油甜淡美味，富含Ω9，紫蘇油則是富含Ω3。

**作法**
1. 陽春麵放進湯鍋煮熟，撈起，放大碗中。
2. 煮麵過程中將青菜一起丟入鍋中，燙熟撈起。
3. 將南瓜籽油泥、杏仁油、紫蘇油、蔥花、青菜一起和麵拌勻。
4. 最後加油蔥酥和醬油攪拌調味即可。

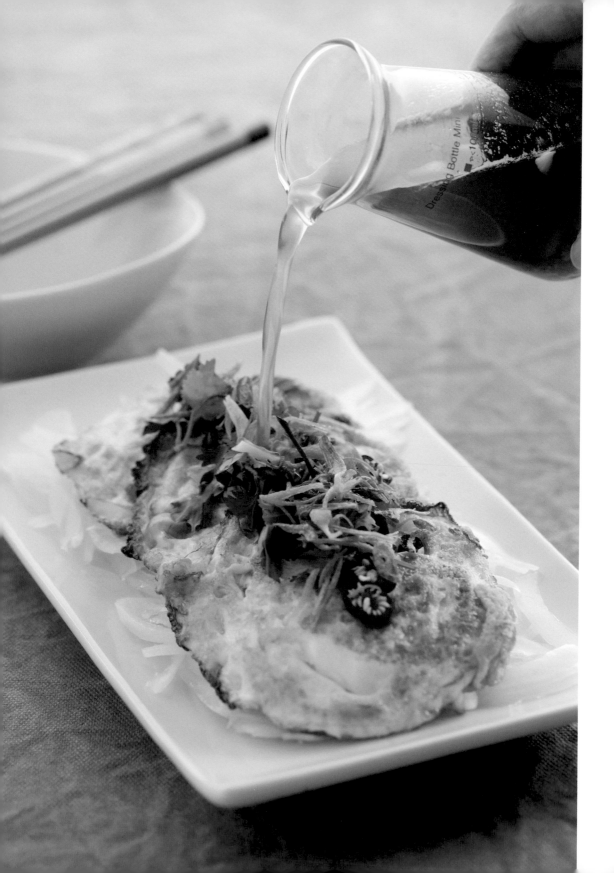

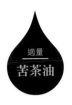

適量
苦茶油

**食材**
洋蔥1個、大蒜2瓣、辣椒1條、香菜1把、蛋5個

**調味**
檸檬1個擠汁、糖1小匙、魚露1/2湯匙、薄鹽醬油1
湯匙、自製油蔥酥適量

／**涼拌荷包蛋**／

**作法**
1. 洋蔥切細絲,泡冰水冷藏一個晚上。

2. 把大蒜拍碎,辣椒切碎,香菜切碎。

3. 檸檬汁、糖、魚露、薄鹽醬油與蒜碎、辣椒拌勻成淋醬。

4. 熱鍋,倒入苦茶油,把荷包蛋一一煎成金黃色,盛起。

5. 洋蔥絲鋪盤上,放上荷包蛋,淋上醬料,最後灑上香菜碎、紅蔥頭。

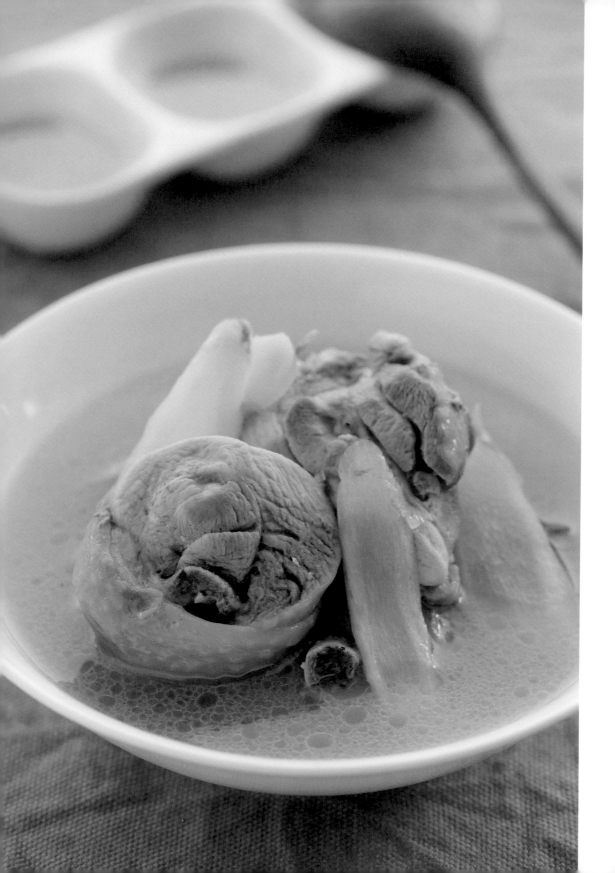

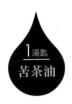

**1湯匙**
**苦茶油**

**食材**
雞半隻、薑片10片、米酒1/2瓶

## ╱ 苦茶油煮雞酒 ╱

傳統生產後的月子餐都使用麻油雞,會導致熱量過高,容易上火;改食苦茶油燉雞酒好處很多,可以減少熱量、增加奶水、恢復體力、復原傷口、改善膚質、消除妊娠紋,對喝奶的嬰幼兒發育也提供很好的幫助。

**作法**
1. 雞塊先汆燙,撈起。

2. 熱鍋加入苦茶油,加薑片爆香。

3. 把雞塊一起丟入熱炒到雞肉外皮稍微焦黃色。

4. 加水淹過雞塊再多一點,大火煮開後轉中火續煮5-7分鐘。

5. 倒入米酒,再煮開即可,酒量好的人可以不加水,全部以米酒當湯底。

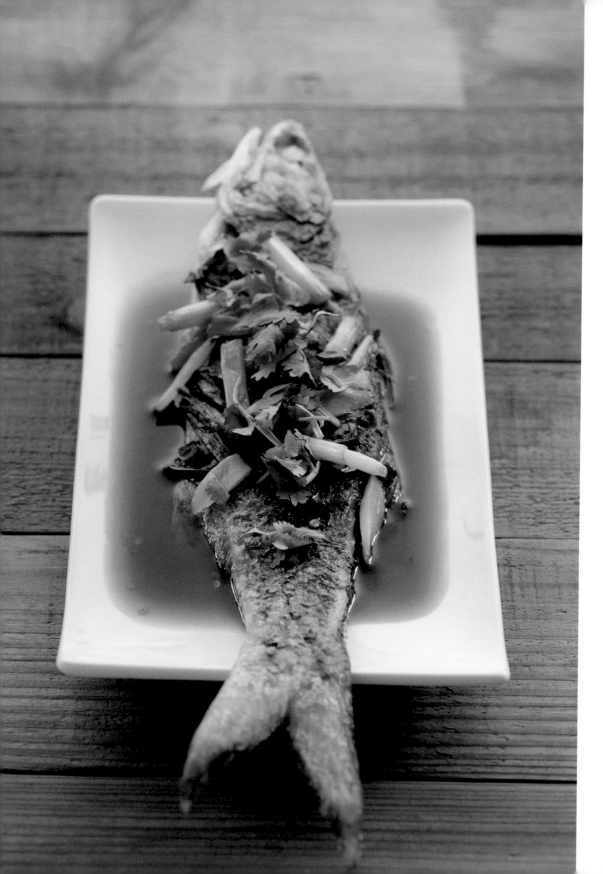

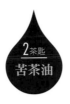

**食材**
午魚2條、蔥2根切段、薑1/3塊切絲、蒜2瓣拍碎、
辣椒1條切碎

**調味**
醬油1茶匙、糖少許、檸檬汁1湯匙、醬油膏1茶匙

/ # 苦茶油紅燒午魚 /

苦茶油又稱東方橄欖油，而且發煙點高達252℃，比橄欖油更適合煎炸，煎炸
類的料理都可以交給它，最安全。

**作法**
1. 起油鍋，魚下油鍋，維持中小火，煎到魚
   肉呈金黃色，盛起來。

2. 再起油鍋，蔥、薑、蒜、辣椒一起下鍋爆
   香。

3. 接著把醬油、糖、檸檬汁、醬油膏加點
   水，陸續下鍋煮滾，再把魚放入，燒到汁
   快收乾，盛盤。

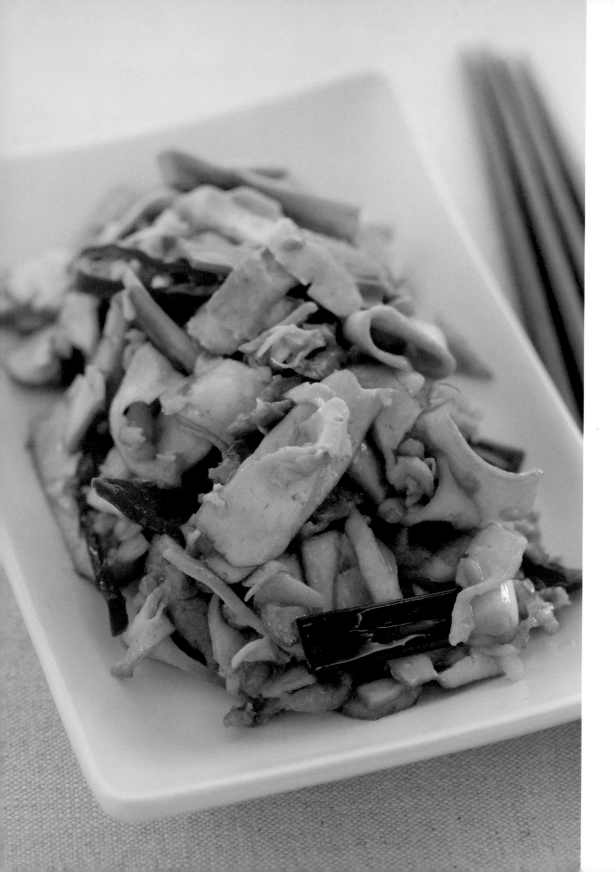

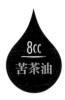

5公克磨粉
亞麻籽
油粕

8cc
白芝麻油

8cc
苦茶油

**食材**

里肌肉4兩切絲、豆干10片切薄片、大蒜切片、蔥3
根切段、辣椒1條切絲

**調味**

米酒1小匙、醬油膏3湯匙

# ／苦茶油炒豆干肉絲／

**作法**

1. 里肌肉加點鹽、米酒、亞麻油粕粉、白芝麻油,攪拌均勻,醃一下。

2. 起油鍋,放苦茶油,把里肌肉拌炒一下,先盛起來。

3. 再起油鍋,下大蒜、蔥段、辣椒炒香,再把豆干下鍋,炒一下,加入炒好的里肌肉一同拌炒,最後淋醬油膏,熄火盛盤。

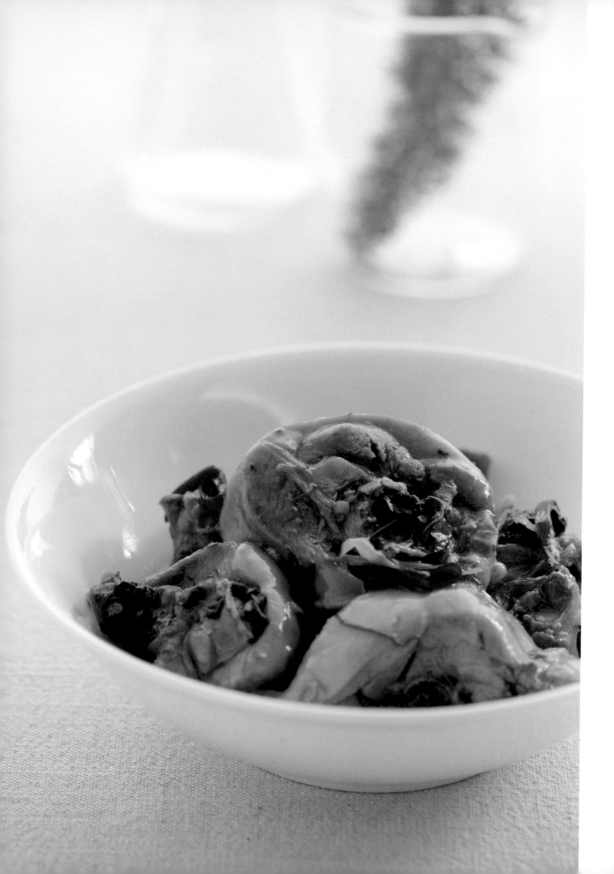

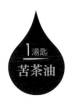

1湯匙
苦茶油

**食材**
雞腿2支、薑6片、蒜頭4瓣、蔥2根切段、辣椒1條、
九層塔1把

**調味**
醬油膏3湯匙、米酒5湯匙

# ／苦茶油三杯雞／

苦茶油的脂肪酸結構幾乎和橄欖油完全一致，但苦茶油發煙點高達252℃，是
最健康的廚房用油，拿來煮三杯雞健康又營養。

**作法**

1. 雞腿切塊，汆燙去血水。

2. 熱油鍋，倒入苦茶油，放入薑片、蒜頭爆
   香，轉中小火，炒至呈焦香狀。

3. 放入雞腿肉，加入蔥段，再嗆入米酒，醬
   油膏，轉小火，讓湯汁吸收到完全入味，
   再加入辣椒，熄火前加入九層塔快速拌炒
   幾下即可。

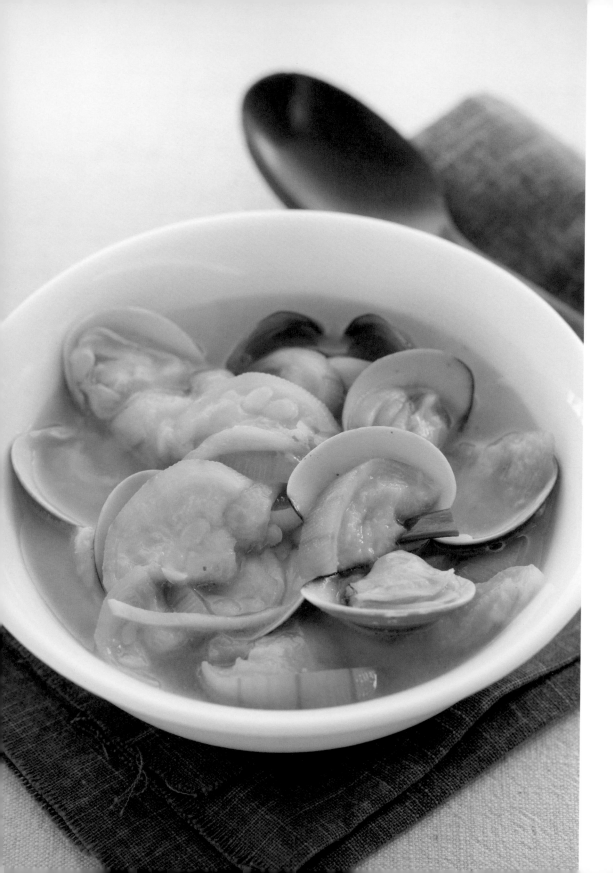

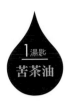

1湯匙
苦茶油

**食材**
絲瓜1條、蛤蜊1斤、薑1/4塊切絲

**調味**
鹽適量、米酒1湯匙

# 蛤蜊炒絲瓜

**作法**

1. 絲瓜削皮,切片備用。

2. 起油鍋,下苦茶油,放薑絲,爆炒,然後放絲瓜,炒一下,轉小火

燜到絲瓜變軟。

3. 再把蛤蜊放進去,一同炒,這時可以開大火,之後轉中小火再燜一下。

4. 起鍋前,放點鹽、米酒調味,就可裝盤。

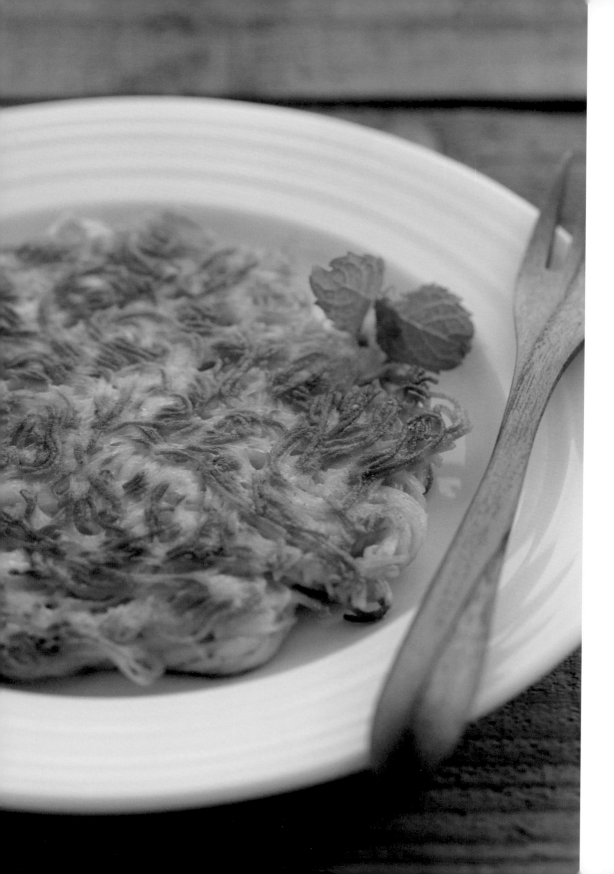

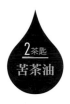

2茶匙
苦茶油

**食材**
麵線1束、雞蛋2個、薑1/4塊切片

## ／ 苦茶油蛋煎麵線 ／

記得小時候胃痛、胃不舒服時,媽媽常常做苦茶油麵線當調理秘方嗎?苦茶油確實可以護胃,對消化系統的各種炎症都有很好的緩解作用。

**作法**

1. 把麵線放進湯鍋,開水煮滾撈起,沖冷水,瀝乾。

2. 起油鍋放入苦茶油,中小火把薑片焅到稍微焦黃,盛起來。

3. 把一顆蛋打均勻,與瀝乾水的麵線一起拌勻。

4. 再把拌勻的麵線放入鍋裡,中火煎到一面金黃後盛起。

5. 再將另一顆蛋打散下鍋煎,把麵線鋪在蛋上面,煎至兩面金黃即可起鍋盛盤。

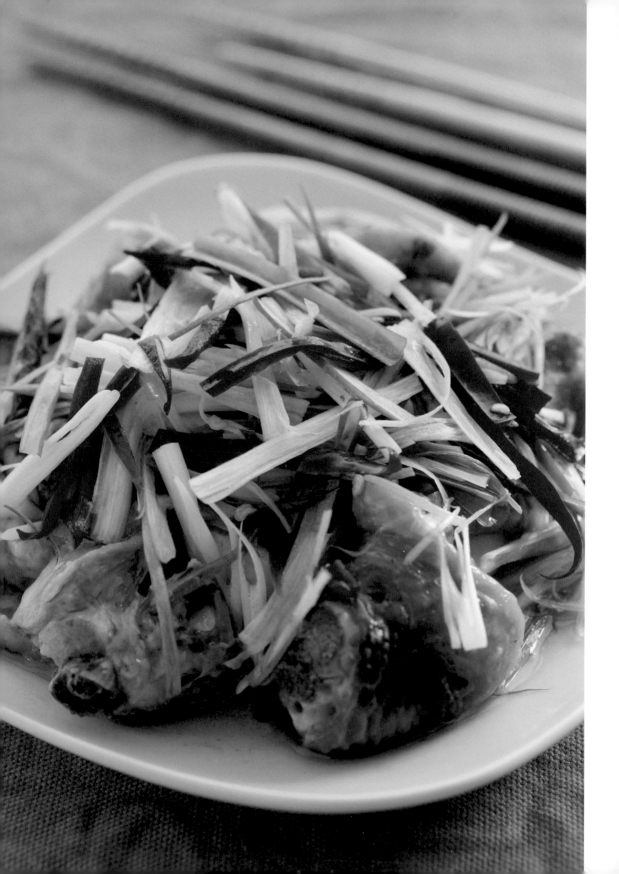

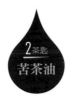

2茶匙
苦茶油

**食材**
雞腿2支、薑1/4塊切絲、蔥3根切絲、辣椒1根切絲

**調味**
米酒1湯匙、鹽少許、花椒粒1小匙

# ∕ 苦茶蔥油雞 ∕

**作法**

1. 雞腿切塊,灑上一點鹽,放入薑絲、米酒醃30分鐘。

2. 把醃好的雞腿放進電鍋,外鍋放一杯水,等電鍋跳起來,先將雞肉盛盤。

3. 起油鍋,倒入苦茶油,放花椒粒爆炒一下,炒香後撈出花椒粒。

4. 蔥絲和辣椒絲鋪在雞腿上面,淋上爆香的苦茶油。

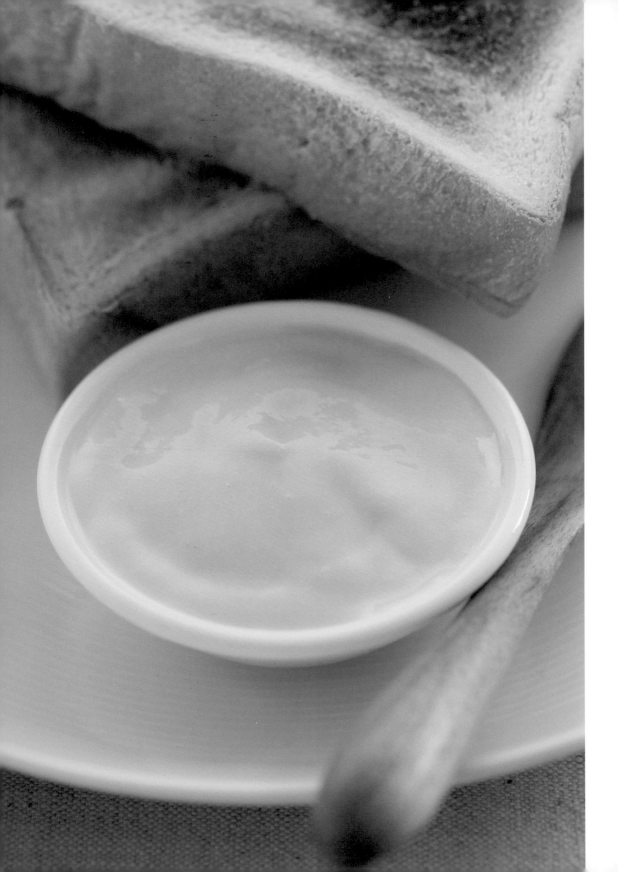

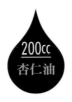

200cc
杏仁油

**食材**
蛋1個、鹽1/2茶匙、糖30公克、半顆檸檬現擠汁

## ╱ 杏仁油美乃滋 ╱

市面上的美乃滋絕大部分是以沙拉油做成的，基於我們對市售沙拉油的疑慮，可把沙拉油改成杏仁油或菜籽油。杏仁油風味絕佳，而且含有55%的Ω-9，菜籽油的Ω-9更高達68%，和橄欖油差不多。

**作法**
1. 油和蛋如果從冰箱拿出來，必須先放置1小時回復常溫。
2. 將雞蛋、鹽、糖放在果汁機中慢速打拌均勻。
3. 將100cc杏仁油一點一點慢慢倒入果汁機中，繼續攪拌。
4. 倒入檸檬汁攪拌均勻。
5. 把剩餘100cc杏仁油也慢慢倒入果汁機中攪拌至乳化。
6. 完成後放入冰箱冷藏。

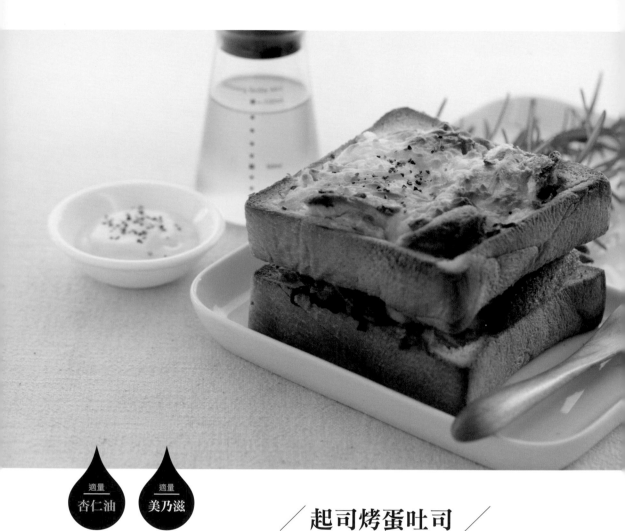

適量
杏仁油

適量
美乃滋

## 起司烤蛋吐司

**食材**
自製五穀雜糧吐司2片
（請參考P165）、雞蛋2
個、碎起司10公克

**做法**
1. 自製吐司中間以刀切開，保持形狀整齊勿破損，抹上美乃滋。

2. 打一顆生雞蛋在吐司中間，上面鋪滿碎起司。

3. 烤箱預熱200度烤7分鐘。

# 油淋小黃瓜

**食材**
小黃瓜2條、辣椒1條切丁、
蒜頭2瓣

**調味**
鹽少許、糖1湯匙、檸檬汁
15cc、醇釀醬油1湯匙

**2湯匙**
**杏仁油**

**做法**

1. 小黃瓜切段，用鹽巴醃一下，抓一下，讓小黃瓜軟化。

2. 把蒜頭拍碎，加入辣椒、糖、醬油、檸檬汁，再把小黃瓜放進調味料拌醃。

3. 起油鍋，加入杏仁油，把油燒熱，淋在小黃瓜上。

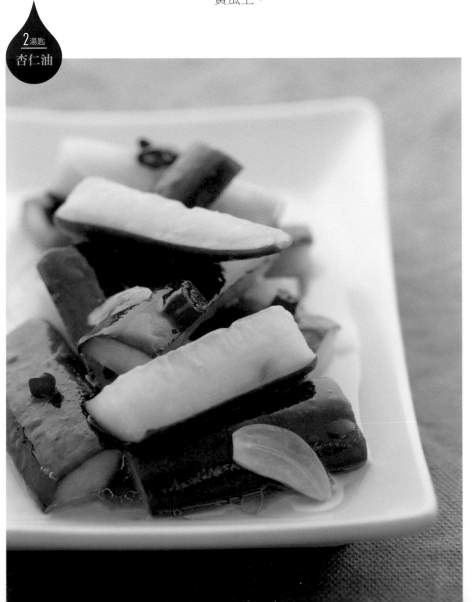

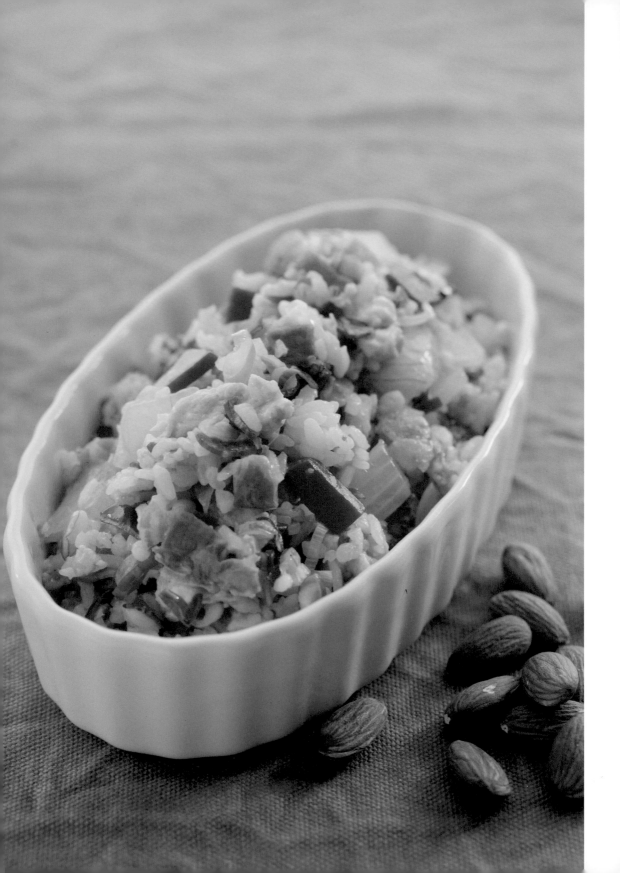

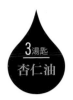

**3湯匙**

**杏仁油**

**食材**

紅蘿蔔1/2條、洋蔥1/2個、蔥2根、蛋1個、火腿2片、
白飯2碗

**調味**

鹽1茶匙、醬油1湯匙、胡椒粉少許

## ／ 杏仁油火腿炒飯 ／

一般炒飯都用豬油或沙拉油，兩者都不是健康油，改用Ω-9含量豐富的杏仁油
炒飯，不但健康，還多了特別的杏仁油香味。杏仁油也是高發煙點的油，可以
放心煎炒。

**作法**

1. 紅蘿蔔、洋蔥、火腿切丁。

2. 起油鍋，下蔥白、洋蔥丁、紅蘿蔔丁、火
   腿，炒到微軟，盛起來。

3. 再起鍋，下1匙杏仁油，把蛋打散，倒入鍋
   裡，炒到七分熟。

4. 放入2材料，加冷飯同炒，炒到所有材料
   均勻之後，加鹽、醬油、胡椒粉、青蔥調
   味，再拌炒一下即可。

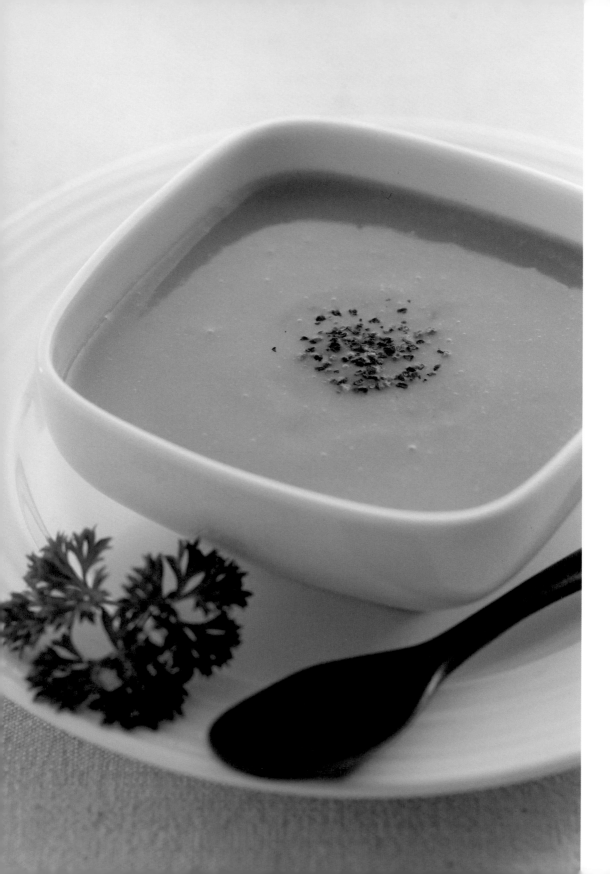

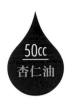

50cc
杏仁油

**食材**
大蒜10公克、洋蔥1個、紅蘿蔔50公克、南瓜1個、
西芹50公克、高湯1000cc

# ╱ 南瓜鮮蔬湯 ╱

一聽到南瓜湯就讓人食指大動，杏仁油也是風味最好的植物油，可以使南瓜湯
的口感更提升，而且含有高達68%的Ω-9，營養媲美橄欖油，而且口感更佳。

**作法**
1. 先將蔬菜都切成小塊。

2. 用杏仁油中小火炒香大蒜、洋蔥、紅蘿蔔。

3. 炒到變軟時加入高湯，把西芹和南瓜塊都入鍋，中小火煮熟。

4. 用果汁機把湯打成泥狀，倒入原鍋回滾，加適量鹽調味即成。

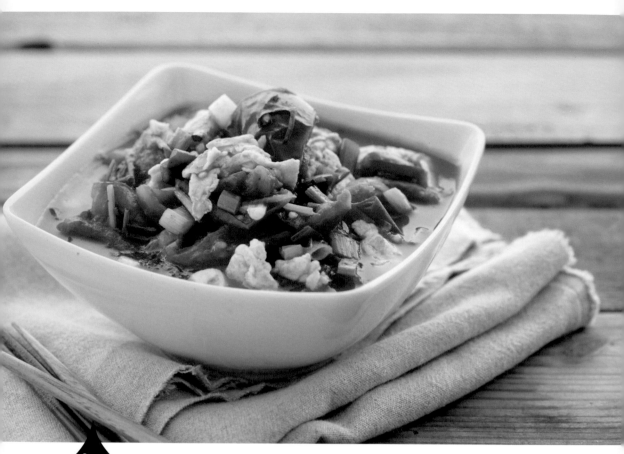

# 杏仁油番茄炒蛋

**食材**
番茄2個、蛋2個、蔥2根切丁、香菜1把切段、糖、鹽、自製味素少許

**做法**
1. 把蛋打散，番茄切片。
2. 起油鍋放杏仁油，先把蛋煎好，盛起。
3. 另起油鍋，下番茄片，加點水，燜燒到番茄軟爛。加點鹽、糖及自製味素調味。
4. 把煎好的蛋倒入鍋中，與番茄一起拌炒均勻，熄火前放蔥花、香菜。

# ╱ 清炒鮮蝦 ╱

**食材**
白蝦1斤、薑1/4塊切片、蒜2瓣切片、辣椒1條切碎、蔥2根切段、米酒、自製味素、鹽適量

**作法**
1. 起油鍋下杏仁油，薑、蒜、辣椒下鍋爆香，再放入白蝦，燜5分鐘。
2. 加點鹽、味素調味，起鍋前下米酒和蔥段。

10cc
杏仁油

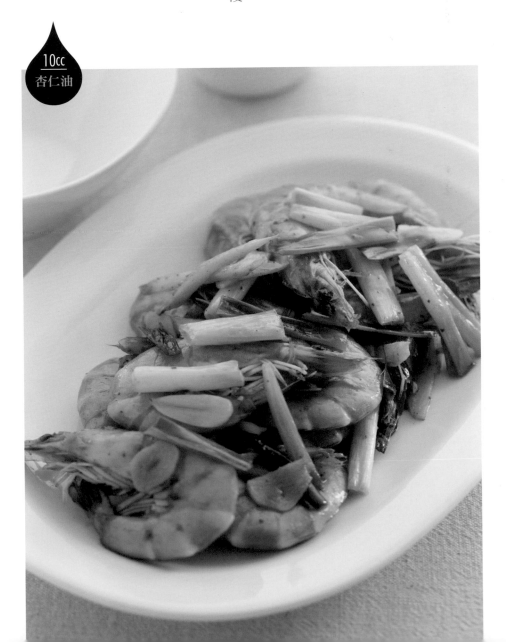

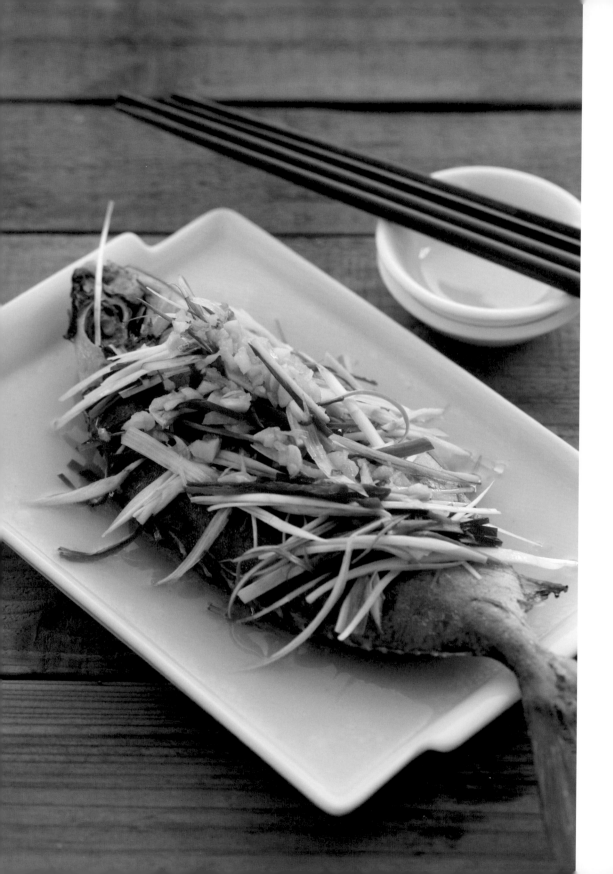

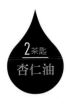

**2茶匙**
**杏仁油**

**食材**
鮮魚1條、薑半塊、蔥適量切絲、辣椒適量切絲

**調味**
純釀醬油1湯匙、料理米酒1湯匙

# ／ 杏仁油清蒸魚 ／

深海魚富含 Ω-3，杏仁油則富含 Ω-9，兩種材料搭配起來脂肪酸結構很齊全，
杏仁油的發煙點也很適合用於清蒸。

**作法**
1. 魚肉表面抹一點鹽，灑點米酒，淋上醬
   油，把薑拍碎放到魚肉上或魚肚內。

2. 鍋中加水煮開，一定要大滾，再把魚盤放
   進去，蒸15分鐘左右。

3. 另一鍋進行熱鍋，把杏仁油入鍋燒熱。

4. 將蔥絲、辣椒絲放在蒸好的魚上面，再把
   熱油淋上去。

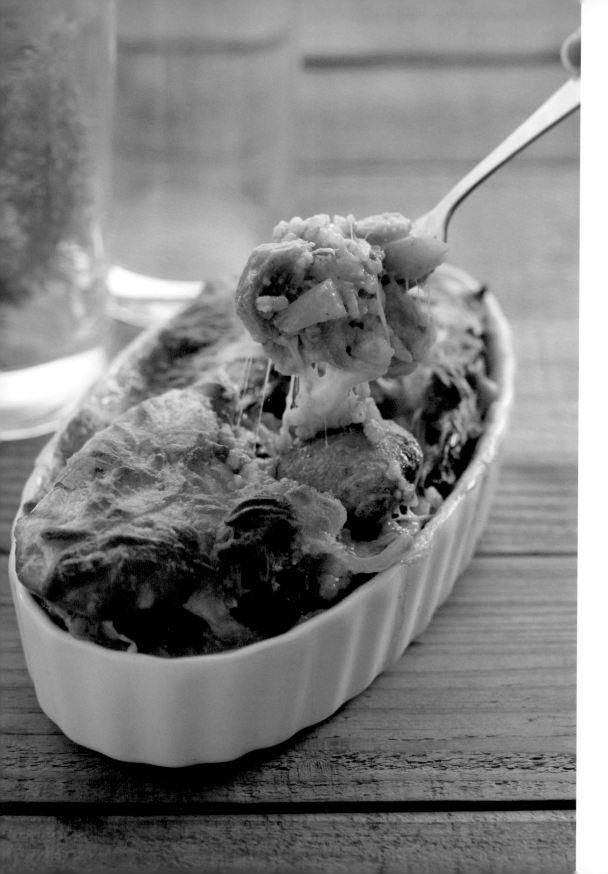

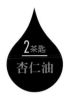

2茶匙
杏仁油

**食材**

洋蔥1/4切片、大蒜1瓣切片、蘑菇10公克、牛奶50cc、花椰菜20公克、蝦子10公克、鯛魚片10公克、小卷10公克、蛤蜊25公克、青醬2大匙、鹽、黑胡椒適量、起司適量

# ╱ 焗烤海鮮青醬飯 ╱

**作法**

1. 起油鍋，以杏仁油炒香大蒜、洋蔥、蘑菇，加點水略滾一下，再加牛奶。

2. 花椰菜燙熟，所有海鮮燙一下撈起放到1鍋中。

3. 把飯放到2裡面，下青醬、黑胡椒、鹽，攪拌均勻。

4. 把3材料盛盤，灑上起司，烤箱預熱180度烤10分鐘。

---------- 核桃油青醬 ----------

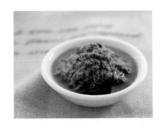

**材料**

核桃油150cc、松子15公克、蒜頭4瓣、九層塔100公克、起司粉、鹽、胡椒粉適量

**作法**

1. 蒜頭放進烤箱烤到半熟，松子也略烤，九層塔洗好，瀝乾水分。

2. 把所有材料放進果汁機，倒入核桃油打成泥狀，再加入鹽、起司粉、胡椒粉拌勻即完成。

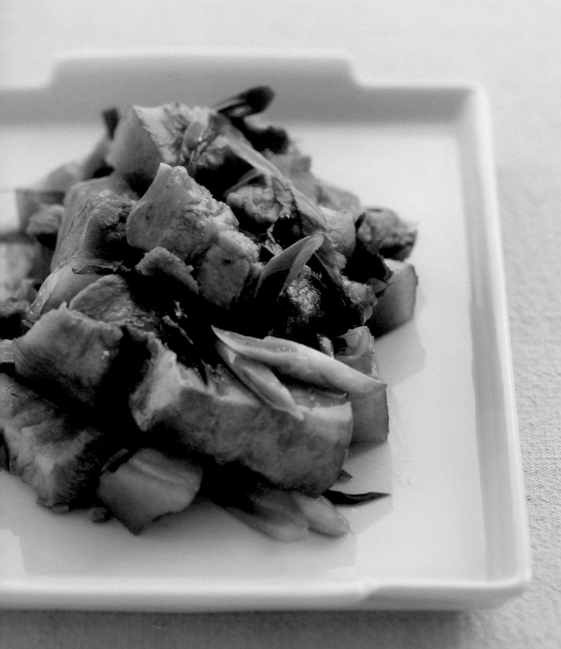

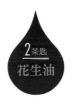

2茶匙
花生油

食材
豬五花肉300公克、蒜苗3根切段、辣椒1條切碎、
米酒1湯匙、醬油膏2湯匙

# ／花生油蒜炒三層肉／

花生油的營養價值非常高，味道又特別香，是很受歡迎的廚房用油，但市售花
生油　假油的情況非常普遍，最好使用自榨油，確保百分之百精純。

作法
1. 把五花肉汆燙洗淨。

2. 煮飯時把五花肉放到電鍋內一起蒸煮。

3. 飯熟時，五花肉也熟了，待涼切塊。

4. 起油鍋，放入花生油，先爆炒蒜苗，再把
   五花肉放進鍋裡，連同辣椒一起拌炒到
   熟。

5. 起鍋前倒入醬油膏和米酒再拌炒一下即可
   熄火盛盤。

# ／花生香油／

傳統香油就是由芝麻油混沙拉油而成，我們以花生油
取代沙拉油，加入自榨白芝麻油或黑芝麻油，就可以
做成最健康純粹的香油。

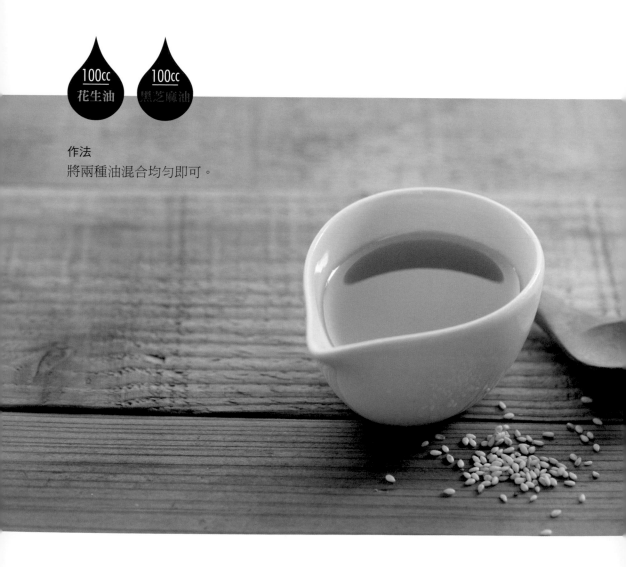

**100cc**
花生油

**100cc**
黑芝麻油

**作法**
將兩種油混合均勻即可。

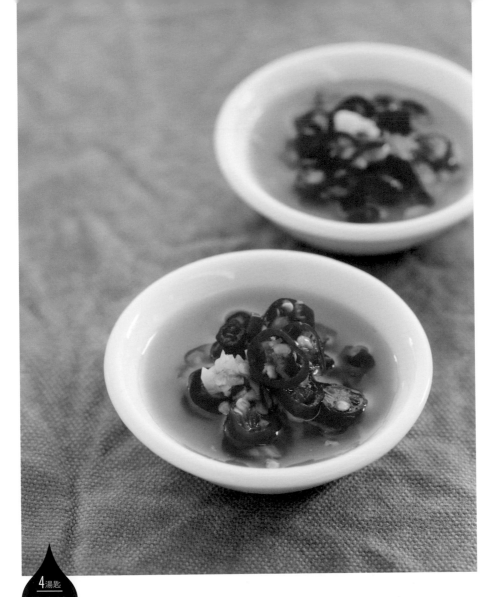

**4湯匙**
花生油

／ **花生麻辣油** ／

**食材**

花椒粒1茶匙、紅辣椒、蒜
頭適量切碎、鹽1茶匙、米
酒1湯匙

**作法**

1. 花生油加熱至約100℃左右，倒入花椒粒炒
   香，即可將花椒粒先撈出。

2. 紅辣椒、鹽、米酒、蒜末裝入大碗中混合
   均勻，倒入花椒油。

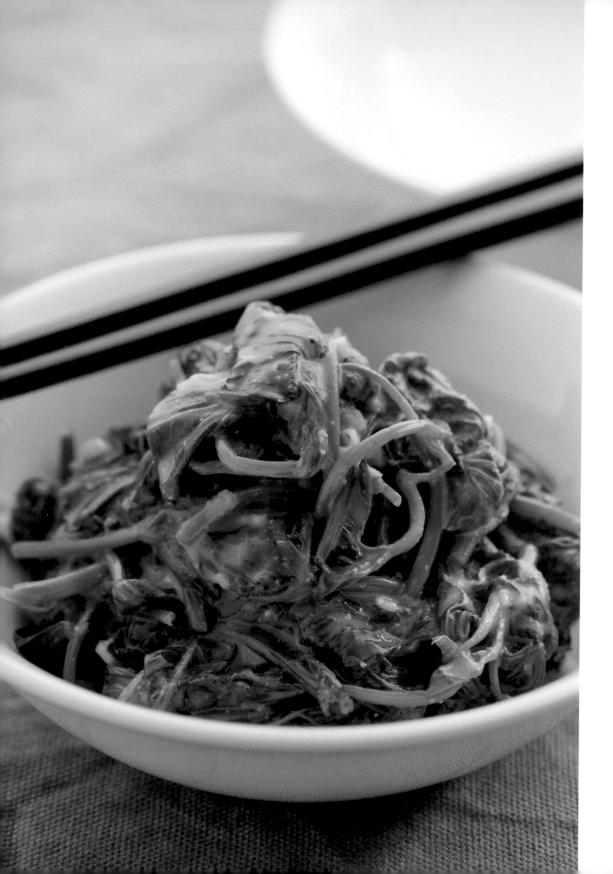

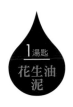

1湯匙
花生油
泥

10cc
綜合油
葵花油、核桃油
南瓜籽油

**食材**
地瓜葉1大把、醬油1/2湯匙、自製油蔥酥、自製味
素適量

# ／花生泥拌地瓜葉／

**作法**

1. 先將地瓜葉燙熟。

2. 備大碗，放入醬油、油蔥酥、花生油泥、
   自製味素、綜合油，與地瓜葉一起拌勻即
   可。

**自製味素**

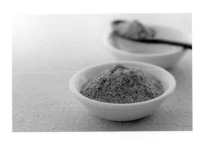

**材料**
小魚乾1杯、香菇1杯、柴魚片1杯、海苔2片、冰糖
適量、鹽1小匙

**作法**
小魚乾和香菇以100℃烘烤30分鐘，將所有材料
放進調理機打到粉狀即可。

# 核桃油和風醬

**食材**
檸檬半個、味醂1湯匙、醬油
2湯匙、黑胡椒粉少量

**作法**
全部材料裝在玻璃瓶內搖均勻即可。

5湯匙
核桃油

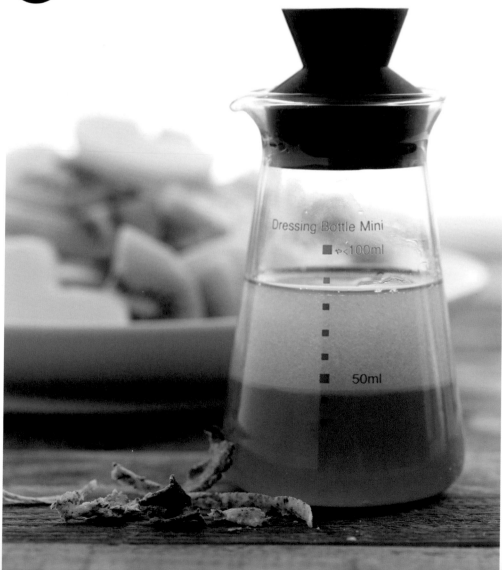

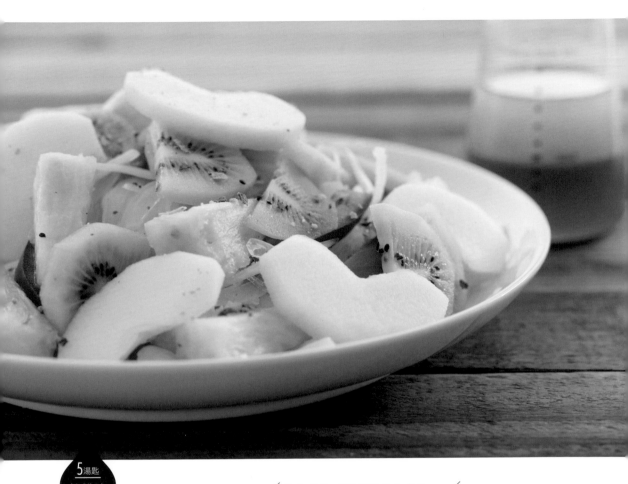

**5湯匙**
**核桃油和風醬**

# ╱ 油拌蔬果沙拉 ╱

**食材**
高麗菜250公克、番茄1
個、小黃瓜1條、蘋果1/2
個、甜椒1個

**作法**
1. 把所有材料洗淨，泡冰水約一小時。

2. 番茄、小黃瓜、蘋果切片，高麗菜掰小
   片，放在大容器中。

3. 把沙拉醬淋在生菜上面，攪拌均勻即可。

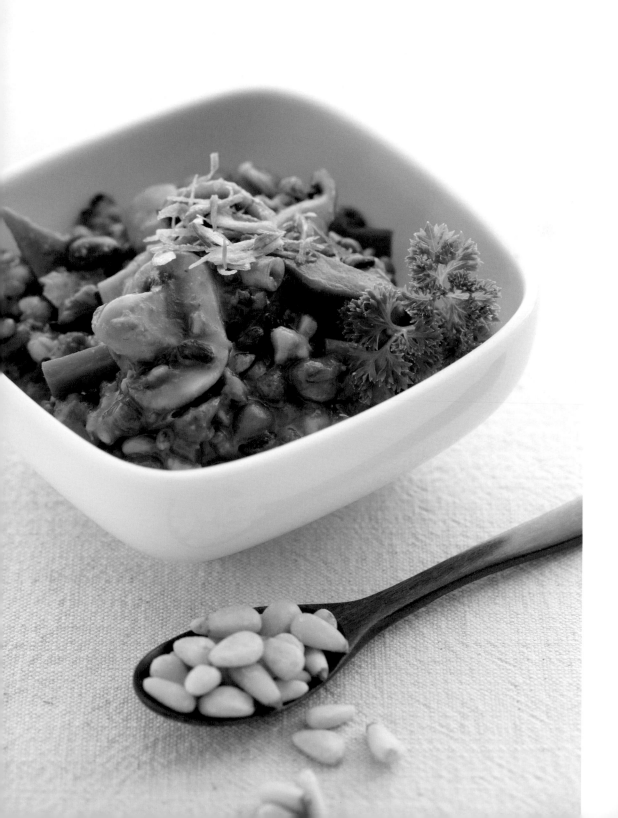

中醫認為紅豆和薏仁是絕佳的搭配食譜，健脾去溼的良方，可以去溼、暖身、益氣補血、滋養腸胃、利水消腫、養顏美容、促進血液循環，兩者搭配起來風味也相當甘醇甜淡，好入口。

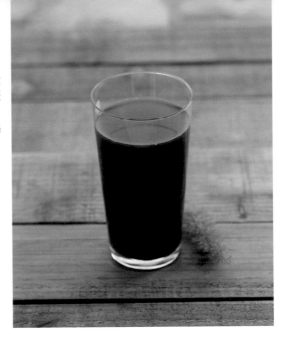

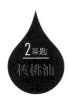

2茶匙
核桃油

# ╱ 核桃油拌什素飯 ╱

素食者常吃什素飯，但什素飯中缺少油脂，會導致大量碳水化合物因缺少油脂配合分解而使血糖瞬間昇高，加入些許苦茶油拌飯，不但使米飯活色生香，更加可口，而且可以均衡營養，調和血糖。

**食材**
五穀米（紅豆、薏仁、紫米、燕麥、麥片）2杯、松子10公克烤熟、香菜1把切碎

**調味**
油蔥酥適量、醬油膏1湯匙、黑胡椒適量

**作法**
1. 五穀米泡水過夜，第二天煮開，把水濾出即為紅豆水（可直接飲用）。

2. 將濾出來的米，加3杯水，放入電鍋煮熟。

3. 飯熟，將飯充分翻鬆，加入醬油膏、核桃油、松子、油蔥酥、黑胡椒充分拌勻。

4. 最後再拌入香菜。

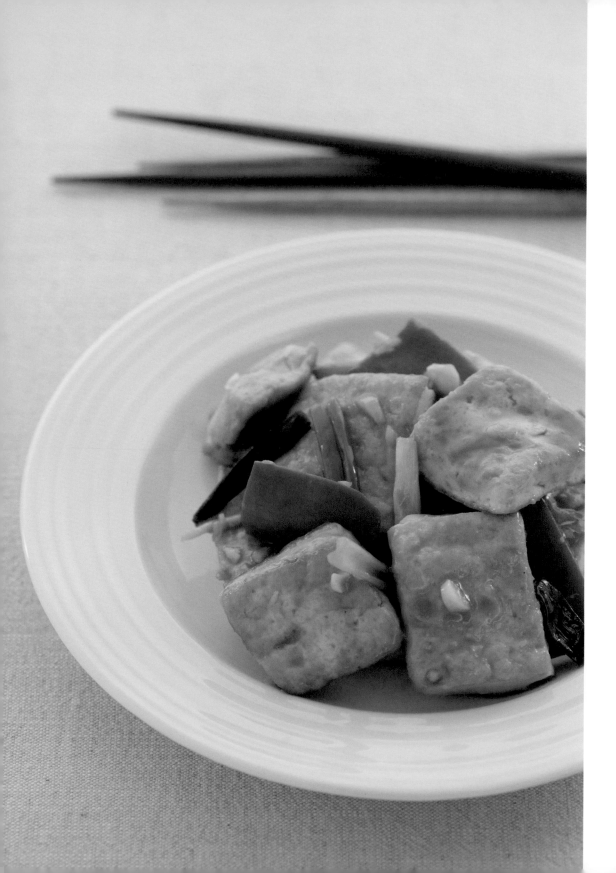

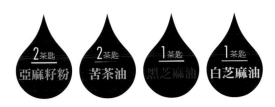

2茶匙 亞麻籽粉　2茶匙 苦茶油　1茶匙 黑芝麻油　1茶匙 白芝麻油

**食材**

板豆腐2塊、乾香菇2朵、紅蘿蔔1/4條、蔥2根、
薑1/4塊、蒜2瓣、醬油膏2湯匙

# ╱ 紅燒豆腐 ╱

**作法**

1. 豆腐切塊，香菇泡水，紅蘿蔔切片先燙
   過。

2. 蔥切段，薑切片，蒜拍碎，亞麻籽粉加
   點水調勻（勾芡用）。

3. 起油鍋下苦茶油，放進豆腐，煎到金
   黃，再下蔥、薑、蒜、紅蘿蔔、香菇炒
   香，加點水，蓋鍋燜煮一下。

4. 開鍋蓋加入醬油膏，再下亞麻籽水，熄
   火，最後淋上黑白芝麻油。

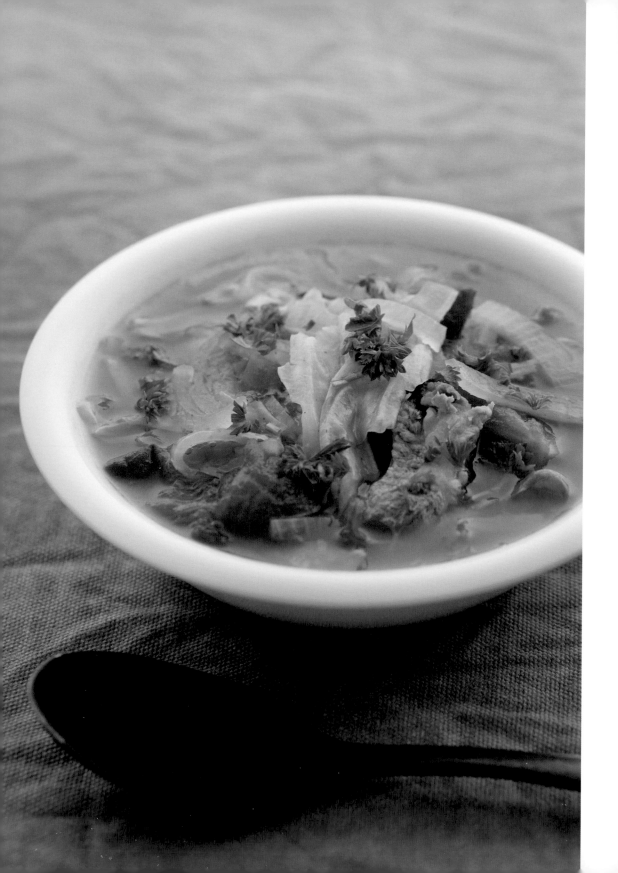

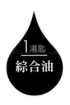

1湯匙
綜合油

**綜合油**
杏仁油、白芝麻油、亞麻仁油

**食材**
排骨半斤、番茄2個、紅蘿蔔1/2條、洋蔥2個、高麗
菜1/4個、芹菜些許、胡椒粉、鹽各少許

# 番茄洋蔥排骨湯

亞麻仁油含較多Ω-3，白芝麻油含較多Ω-6，杏仁油含較多Ω-9，把三種油等
量混合就是很好的綜合油，適合全家大小食用。

**作法**
1. 排骨先入鍋汆燙，撈起。

2. 另準備湯鍋，加水，煮開。

3. 把番茄、紅蘿蔔切塊丟入湯鍋中煮約4分
   鐘。

4. 洋蔥、高麗菜切片，連同排骨一起放入湯
   鍋，煮到滾，轉中小火煮30分鐘。

5. 芹菜切丁，放到湯中，加鹽和胡椒粉，最
   後淋上綜合油即可。

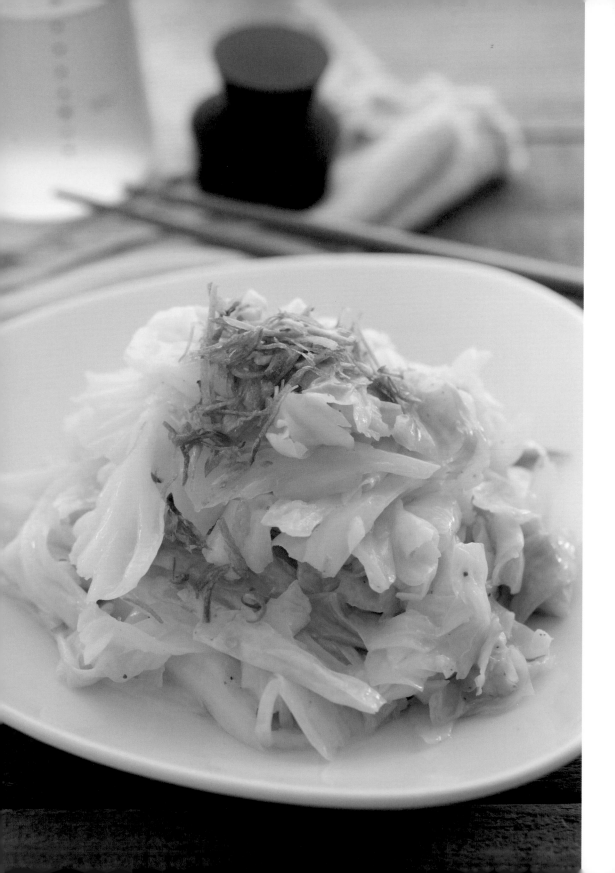

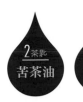

2茶匙
苦茶油

9cc
綜合油

**綜合油**
南瓜籽油、葵花油、亞麻籽油各3cc混勻

**食材**
高麗菜半顆、蒜頭2顆、辣椒1根、自製油蔥酥、自製味素適量

# ╱ 綜合油淋高麗菜 ╱

Ω-9含量最高的苦茶油耐高溫，適合拿來當炒鍋油；Ω-3含量高的亞麻油+Ω-6含量多的葵花油+營養成分高的南瓜籽油，調出的三合一淋油可以用在各種料理上。

**作法**
1. 蒜頭拍碎，起油鍋，加入苦茶油和辣椒，再把高麗菜放進鍋裡，炒一下。
2. 加點味素調味，熄火後放上油蔥酥，淋上綜合油。

**自製油蔥酥**

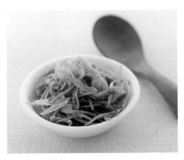

油蔥酥是家常菜的好味道，還能拌油飯、炒米粉，粽子也不可缺，用途非常廣泛，在炒菜和湯頭中加入一點油蔥酥，飯菜馬上增香添味。

**材料**
花生油300cc、紅蔥頭1斤切碎

**作法**
花生油起鍋，將切碎的紅蔥頭放進花生油中小火慢炒至金黃，取出瀝油即可。

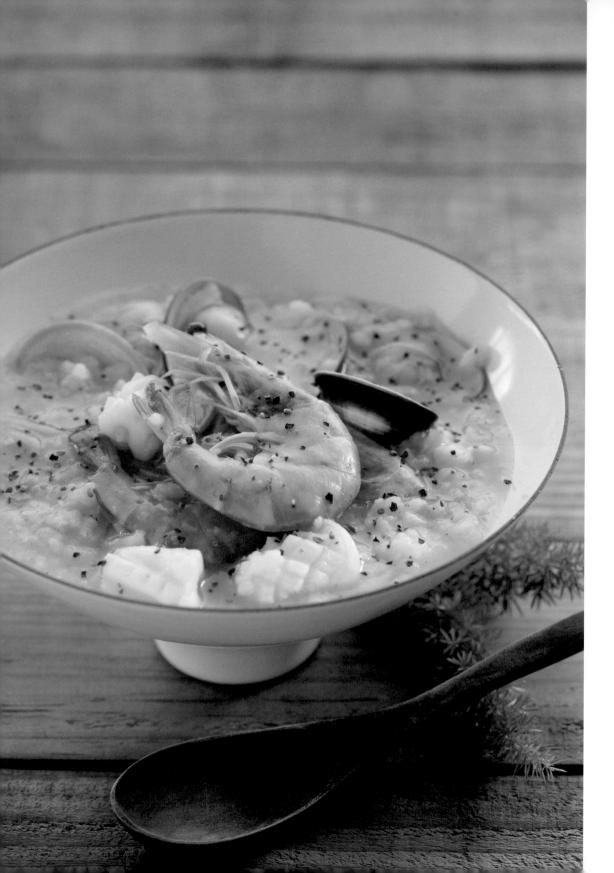

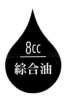

8cc
綜合油

**綜合油**
核桃油、黑芝麻油、白芝麻油、亞麻籽油各2cc混勻

**食材**
白飯、薑絲適量、蝦子300公克、小卷150公克、蛤蜊300公克、香菜3支、芹菜2支切碎、胡椒粉、鹽各適量

## ╱ 綜合油海鮮粥 ╱

**作法**

1. 湯鍋加水煮開,加入白飯,薑絲,煮成濃稠粥狀。

2. 把所有海鮮材料放入,中大火續煮約3-5分鐘。

3. 起鍋前把香菜、芹菜、鹽、胡椒粉陸續下鍋調味,關火。

4. 最後淋上綜合油。

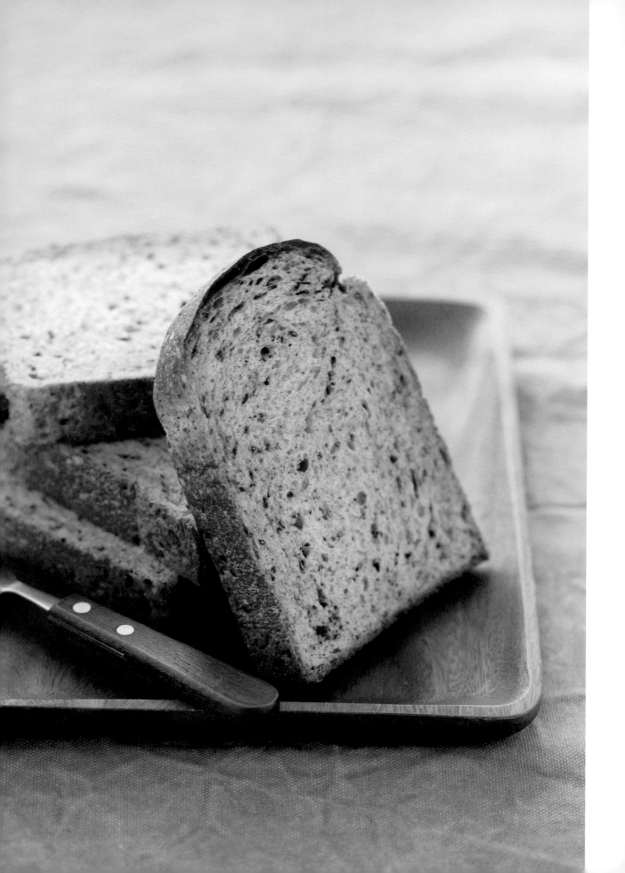

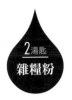

2湯匙
雜糧粉

**雜糧粉**
亞麻籽、杏仁、核桃或黑芝麻等油粕粉都
可以

**食材**
高筋麵粉500公克、糖60公克、酵母9公
克、鹽巴5公克、奶油30公克、水350cc

# 五穀雜糧吐司

**作法**
1. 前一晚先製作液種，將高筋麵粉
   150公克、水150cc及1公克的酵母
   粉攪勻靜置一小時後，放置冰箱約
   12小時。

2. 隔天將液種、高筋麵粉350公克、
   水200cc、糖、8公克酵母、鹽巴一
   起攪拌直到麵糰均勻，再加入奶
   油，揉到麵糰有薄膜產生即可。

3. 麵糰靜置發酵一小時左右，再加入
   雜糧粉揉均勻，整形後，放入吐司
   模烘烤220度約30分鐘。

POINT
- 雜糧粉要等麵糰發酵後再加，麵糰才發得起
  來。
- 可加點芝麻到麵糰中揉勻，增加吐司風味。

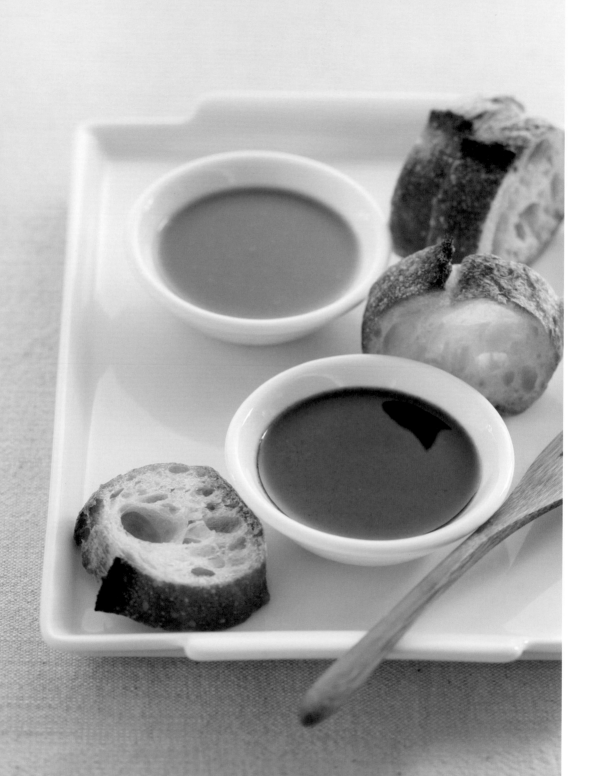

**食材**
杏仁油泥50cc、南瓜籽油泥50cc

## ╱ 油泥麵包沾醬 ╱

吐司、麵包和饅頭都是純碳水化合物，單獨吃營養比例不均衡，容易使血糖值速起速落，這時搭配油泥食用可使血糖緩升緩降，延緩飢餓感，補充種籽裡的營養成分，而且增進食物的口感和風味。想補充 $\Omega$-3可以使用亞麻油泥，想補充 $\Omega$-9可以使用杏仁油泥，當然以兩種油泥混合添加也可以。

**作法**
將油泥混合攪拌均勻，即可以麵包沾食。

POINT
如果沒有油泥，直接使用亞麻油也可以。

# ／芝麻醬／

芝麻香氣濃郁，嚐起來層次豐富，拌麵、拌涼菜都很美味，可利用自榨油後產生的油粕或油泥來製作芝麻醬。自製芝麻醬富含蛋白質、氨基酸及多種維生素和礦物質，有很高的保健價值。

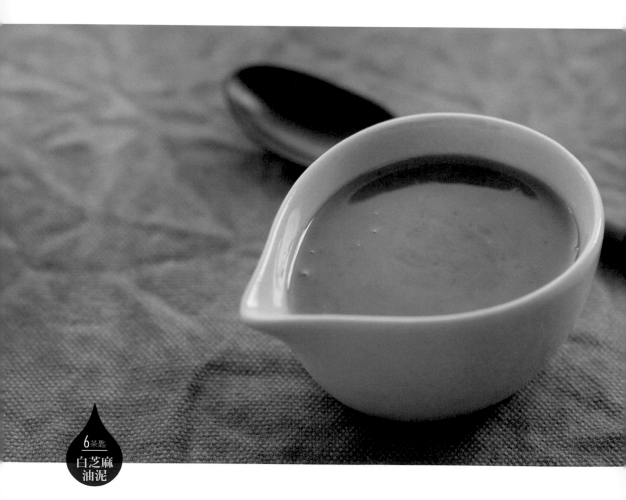

**6茶匙**
白芝麻油泥

**食材**
醬油膏2茶匙、檸檬汁10cc、
細砂糖2茶匙、蒜末2茶匙、黑
芝麻油1茶匙

**作法**
以白芝麻油泥作底，依次放入所有材料，攪拌均
勻即可。

# ／ 牛奶麻糬 ／

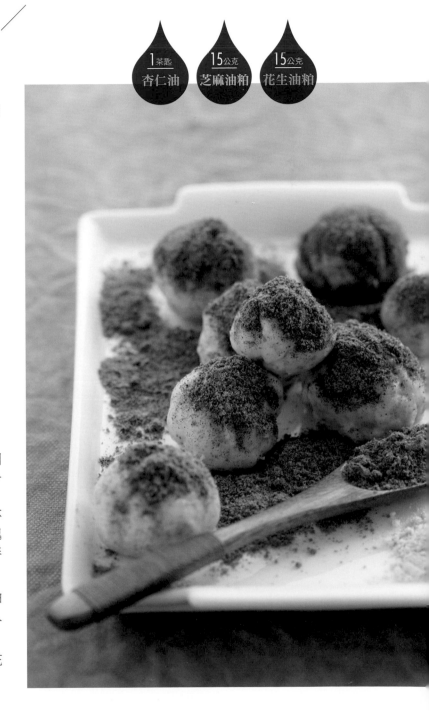

**食材**

再來米2杯、牛奶2杯、黑糖
20公克、糖粉適量

1茶匙
杏仁油

15公克
芝麻油粕

15公克
花生油粕

**作法**

1. 再來米洗淨泡水一個
   晚上，隔天瀝乾水分
   後，加牛奶、杏仁油，
   放入電鍋，外鍋加1杯
   水蒸煮，等電鍋跳起
   來，取出材料加以攪拌
   即可變成麻糬。

2. 把芝麻油粕和花生油
   粕磨成粉，分別加入
   糖粉攪拌均勻。

3. 麻糬切成小塊，沾花
   生粉或芝麻粉食用。

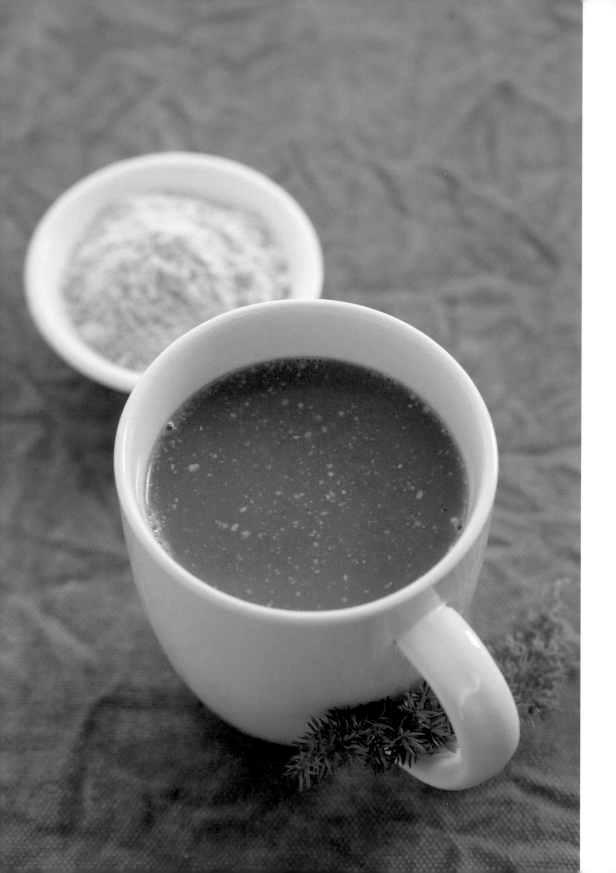

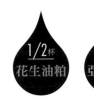

1/2杯
花生油粕

適量
亞麻籽油

**食材**
糙米1/2杯、黑芝麻1/2杯、杏仁1/2杯、核桃1/2杯、
奶粉1/2杯、冰糖適量、肉桂粉適量

# ╱ 元氣什錦堅果飲 ╱

何不自己調配可以止飢解饞又營養健康的什錦堅果粉，一點也不難，加上亞麻
籽油不僅能補腦補眼，還可化解饑餓感。

**作法**

1. 將糙米洗淨瀝乾，下鍋用小火炒到焦黃熟
   透。

2. 黑芝麻、杏仁、核桃、花生油粕放進烤
   箱，以180度烘烤5分鐘左右。

3. 將1、2及奶粉放進研磨機或果汁機研磨成
   粉狀。

4. 食用時直接以熱開水沖泡，每杯500cc加進
   10cc亞麻籽油。

5. 冰糖隨個人喜好酌量加入，灑點肉桂粉會
   更香。

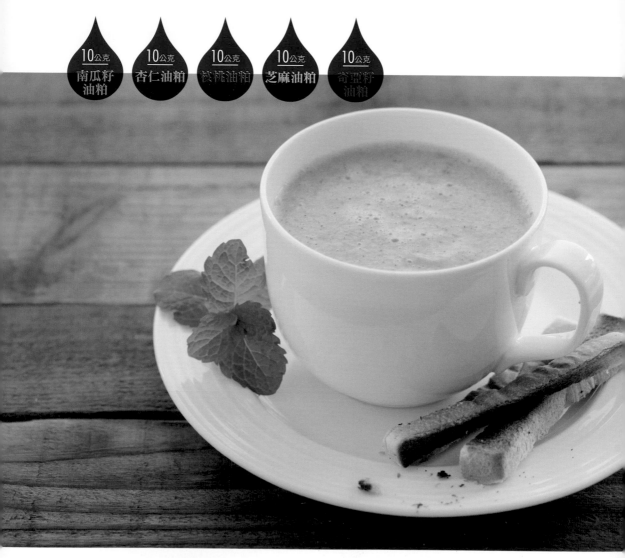

## ╱ 綜合油粕精力湯 ╱

**食材**
蘋果1/4個、香蕉1/2條、奇異果1/2
個、鳳梨10公克、高麗菜10公克、
紅蘿蔔1/4條、芹菜10公克

**作法**
把所有材料放進果汁機，加入冷開水和適量蜂蜜
打勻。

# 堅果牛奶飲

**食材**
水100cc、牛奶200cc、冰糖、
肉桂粉適量、香蕉、枸杞

**作法**
1. 把所有油粕加水煮開,轉小火滾5分鐘。
2. 加入牛奶、冰糖拌勻後熄火。也可灑上肉桂粉,加點香蕉、枸杞,口感更豐富。

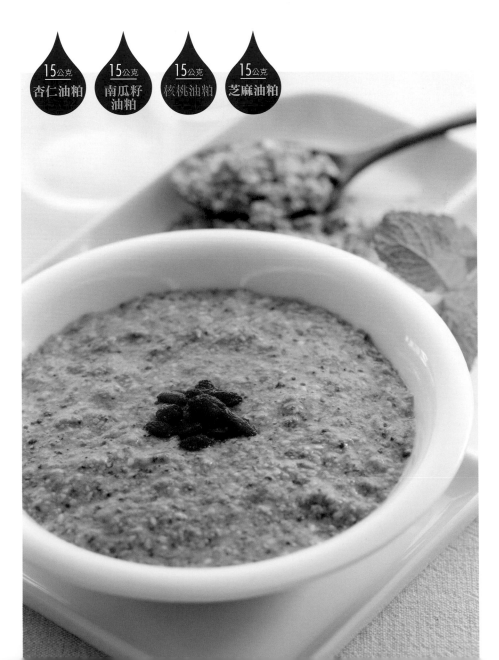

15公克 杏仁油粕

15公克 南瓜籽油粕

15公克 核桃油粕

15公克 芝麻油粕

國家圖書館出版品預行編目(CIP)資料

原來你誤會油了：打造健康基礎，應該吃對
油而非少吃油！/ 劉英欽著. -- 初版. -- 臺北
市：麥浩斯出版：家庭傳媒城邦分公司發行,
2015.06
面； 公分
ISBN 978-986-408-048-9(平裝)

1.健康飲食 2.油脂 3.食譜

411.3　　104009240

原來你誤會油了：
打造健康基礎，應該吃對油而非少吃油！

| | |
|---|---|
| 作　　　者 | 劉英欽 |
| 食譜設計 | 尤妙雪 |
| 攝　　　影 | 王正毅 |
| 美術設計 | 瑞比特設計 |
| 社　　　長 | 張淑貞 |
| 副總編輯 | 許貝羚 |
| 行銷企劃 | 王琬瑜 |

**發行人**何飛鵬**事業群總經理**許彩雪**出版**城邦文化事業股份有限公司 麥浩斯出版**地址**104台北市民生東路二段141號8樓**電話**02-2500-7578**傳真**02-2500-1915**購書專線** 0800-020-299**發行**英屬蓋曼群島商家庭傳媒股份有限公司城邦分公司**地址**104台北市民生東路二段141號2樓**電話**02-2500-0888**讀者服務電話**0800-020-299（9:30AM~12:00PM；01:30PM~05:00PM）**讀者服務傳真**02-2517-0999**讀這服務信箱**csc@cite.com.tw**劃撥帳號**19833516**戶名**英屬蓋曼群島商家庭傳媒股份有限公司城邦分公司**香港發行**城邦〈香港〉出版集團有限公司**地址**香港灣仔駱克道193號東超商業中心1樓**電話**852-2508-6231**傳真** 52-2578-9337**Email**hkcite@biznetvigator.com**馬新發行**城邦〈馬新〉出版集團Cite(M) Sdn Bhd**地址**41, Jalan Radin Anum, Bandar Baru Sri Petaling,57000 Kuala Lumpur, Malaysia.**電話**603-9057-8822**傳真**603-9057-6622**製版印刷**凱林彩印股份有限公司**總經銷**聯合發行股份有限公司**地址**新北市新店區寶橋路235巷6弄6號2樓**電話**02-2917-8022**傳真**02-2915-6275**版次**初版14刷2024年4月**定價**新台幣360元／港幣120元 Printed in Taiwan 著作權所有 翻印必究（缺頁或破損請寄回更換）

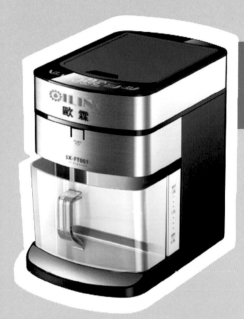

# 歐 霖 家 用 榨 油 機

**OILING 歐霖**
全球首款家用榨油機

## 拒絕黑心油品
## 健康的好油自己榨

一鍵啟動，可連續榨油 12 小時
超智能四核榨桿系統，精密研磨，榨出小分子油
微電腦溫控系統，破壁、提香、殺菌、增加出油率

德國核心技術　　　靜音設計操強扭力

耐操耐用雙倍壽命　　加熱壓榨一體化

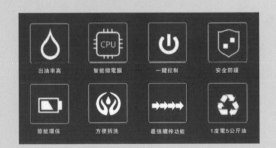

出油率高　　智能微電腦　　一鍵控制　　安全防護

節能環保　　方便拆洗　　最強續榨功能　　1度電5公斤油

## 尤姐的榨油教室

### 首創複合式榨油教室

- 好油品嚐會
- 好油食譜教學
- 油品初榨代工
- 自榨油 DIY 操作體驗
- 家用榨油機、榨油種籽、特級初榨油、
  油壺、油瓶、油粕、書籍...等一次購足

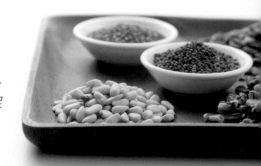

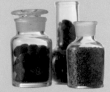

地址：台北市大安區文昌街 136 巷 7 號
電話：02-27036825；0927-999838
Email：king384488@yahoo.com.tw